Diagnostic Atlas of Lower Digestive Tract
Diseases by Linked Color Imaging

LCI 联动成像
下消化道病变诊断图谱

总主编：令狐恩强
主　编：柴宁莉　崔　毅　刘　岩

上海科学技术出版社

图书在版编目（CIP）数据

LCI联动成像下消化道病变诊断图谱 / 柴宁莉，崔毅，刘岩主编. -- 上海 : 上海科学技术出版社，2021.1
（LCI联动成像诊断丛书 / 令狐恩强总主编）
ISBN 978-7-5478-5078-7

Ⅰ. ①L… Ⅱ. ①柴… ②崔… ③刘… Ⅲ. ①消化系统疾病－内窥镜检－图谱 Ⅳ. ①R570.4-64

中国版本图书馆CIP数据核字(2020)第167760号

LCI联动成像下消化道病变诊断图谱
主编：柴宁莉　崔　毅　刘　岩

上海世纪出版（集团）有限公司
上海科学技术出版社　出版、发行
（上海钦州南路71号　邮政编码200235　www.sstp.cn）
上海中华商务联合印刷有限公司印刷
开本 787×1092　1/16　印张 15.25
字数：250千字
2021年1月第1版　2021年1月第1次印刷
ISBN 978-7-5478-5078-7/R·2180
定价：148.00元

内容提要

　　联动成像(LCI)技术面世至今,其临床应用价值逐渐得到了消化内镜专家的认可。本书由国内 15 家大型三甲医院知名内镜专家共同编写,是中国第一部用 LCI 诊断下消化道疾病的图谱。全书详细阐述了 LCI 的原理、临床应用价值,以及下消化道常见疾病在 LCI 模式下的内镜特征性表现。书中包含了大量的内镜及病理图片,详细介绍了不同病种在 LCI 下的特征性表现,并辅以病理结果进一步说明验证,具有很强的科学性、实用性,可作为各级消化科医生学习 LCI 诊疗方法的参考书。

编写人员名单

总 主 编　　令狐恩强

主　　编　　柴宁莉　崔　毅　刘　岩

副 主 编　　周平红　赵　秋　李红灵　农　兵　郭　强
　　　　　　胡端敏

编　　委　　王楠钧　陈振煜　张　宁　石怀银　袁　静
　　　　　　张　楠　穆　晨　闵　敏　孙明军　张惠晶
　　　　　　王赞滔　张文刚　于广秋　党　彤　孟宪梅
　　　　　　年媛媛　蒋长秀　张文华　梅浙川　何　松
　　　　　　常　莹　田　原　邓　磊　陈百胜　何　旭
　　　　　　张　波　李隆松　高　飞

编　　者　　柴宁莉　中国人民解放军总医院第一医学中心
　　　　　　王楠钧　中国人民解放军总医院第一医学中心
　　　　　　穆　晨　中国人民解放军总医院第一医学中心
　　　　　　王赞滔　中国人民解放军总医院第一医学中心
　　　　　　石怀银　中国人民解放军总医院第一医学中心
　　　　　　袁　静　中国人民解放军总医院第一医学中心
　　　　　　张　楠　中国人民解放军总医院第一医学中心
　　　　　　张文刚　中国人民解放军总医院第一医学中心
　　　　　　张　波　中国人民解放军总医院第一医学中心
　　　　　　李隆松　中国人民解放军总医院第一医学中心
　　　　　　高　飞　中国人民解放军总医院第一医学中心
　　　　　　陈振煜　南方医科大学南方医院
　　　　　　崔　毅　中山大学附属第一医院
　　　　　　张　宁　中山大学附属第一医院
　　　　　　孙明军　中国医科大学附属第一医院

张惠晶　中国医科大学附属第一医院

刘　岩　中国人民解放军总医院第五医学中心

闵　敏　中国人民解放军总医院第五医学中心

农　兵　广西壮族自治区人民医院

蒋长秀　广西壮族自治区人民医院

张文华　广西壮族自治区人民医院

党　彤　内蒙古科技大学包头医学院第二附属医院

孟宪梅　内蒙古科技大学包头医学院第二附属医院

年媛媛　内蒙古科技大学包头医学院第二附属医院

胡端敏　苏州大学附属第二医院

于广秋　苏州大学附属第二医院

赵　秋　武汉大学中南医院

常　莹　武汉大学中南医院

李红灵　贵州省人民医院

田　原　贵州省人民医院

梅浙川　重庆医科大学附属第二医院

何　松　重庆医科大学附属第二医院

邓　磊　重庆医科大学附属第二医院

周平红　复旦大学附属中山医院

陈百胜　复旦大学附属中山医院

郭　强　云南省第一人民医院

何　旭　云南省第一人民医院

总主编简介

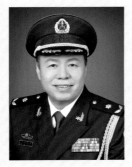

令狐恩强，中国人民解放军总医院消化内科医学部主任，主任医师、教授、博士研究生及博士后导师，专业技术三级，国际知名消化系统疾病及消化内镜专家。现担任中华医学会消化内镜学分会主任委员兼 ERCP 学组及超级微创协作组组长、中国医师协会内镜医师分会副会长、北京医学会消化内镜分会主任委员、《中华胃肠内镜电子杂志》总编辑等。

为国家"十三五"重点研发课题首席专家，承担国家及军队重点课题多项。拥有多项国家发明专利、实用新型专利。率先提出与完善多种疾病分型、分级，如：覆盖全消化管道的食管胃静脉曲张内镜下 LDRf 分型法、贲门失弛缓症内镜下分型、黏膜表型分级、肝移植术后胆管狭窄分级、固有肌层缺损分级、黏膜下剥离出血分级等；定名并完善了消化内镜隧道技术理论，打破了传统的内、外科界限；提出了在保持解剖结构完整性基础上祛除病痛的超级微创手术理念、消化管道肿瘤诊治新模式等；简化创新了胰腺囊性肿瘤诊治流程；首创以患者自体大腿皮片移植预防食管大面积早癌剥离术后狭窄的方法；牵头或参与制定多项国际、国内专家共识，主编世界首部英文版隧道技术专著 *Therapeutics of Digestive Endoscopic tunnel technique*（Springer）及其他诸多著作与光盘。

荣获国家科技进步奖二等奖、军队科技进步奖一等奖、军队医疗成果奖一等奖、北京医学科技奖一等奖、吴阶平医药创新奖，被解放军原总后勤部评为优秀中青年技术专家；荣立三等功两次；荣获"国之名医、卓越建树"荣誉称号；获得美国胃肠病学会年度科学大会（ACG）唯一国际奖（两次）与 ACG 主席团奖。

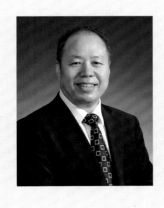

消化道疾病诊治手段日新月异，消化内镜这一重要诊疗技术的创新进展更为引人瞩目。其中，就包括了近年来炙手可热的联动成像（linked color imaging，LCI）技术。LCI 是一种新型图像增强内镜技术，目前已在临床上逐步应用。应用 LCI 技术所拍摄的内镜图片，特色鲜明，给人耳目一新之感。

LCI 成像原理的要点是，窄带光与白光相结合，强调表面结构及血管的同时联合其独有的颜色扩张技术，进一步强调细微的颜色变化。多项研究证实，LCI 使病变区域颜色更加"鲜艳"，尤能突出其与周边黏膜的微小色差，增强病变部位与正常黏膜的颜色对比，从而有助于临床医生发现病变。

正是基于这种成像原理，LCI 在消化道黏膜病变的诊断中具有独特的优势。例如利用其对病变强大的色调增强功能和高度可识别性，可有效地判别萎缩性胃炎的边界，提高镜下 Hp 感染的诊断能力，提升对消化道 0-Ⅱb 型早癌的发现率等，这也是 LCI 能迅速走入临床医生视野并逐渐得到广泛青睐的重要缘由。

本丛书分为《LCI 联动成像上消化道病变诊断图谱》与《LCI 联动成像下消化道病变诊断图谱》两册，分别收录了上、下消化道中主要疾病和部分罕见病变的典型内镜下表现图像。这些宝贵的图片均来源于参与编撰本丛书的十余家国内知名医院的内镜中心，是各中心的诸多内镜医生在日常内镜诊疗工作中的真实记录。我们团队对参与单位提供的海量病例进行精心筛选，按病种分类整理，并配以文字进行详细的说明。特别是对于当下消化道早癌这一当下热点问题，我们还进行了细致而精准的内镜-病理还原工作，并邀请业内知名的病理专家对病理切片进行解读和注释。在此对提供宝贵素材和参与工作的各兄弟单位的医生们，以及在编撰过程中提出宝贵意见的广大同仁表示衷心的感谢！

本丛书图文并茂、印制精美，便于读者阅读和理解。鉴于近年来消化内镜学飞速发展，而本书编撰时间仓促，挂一漏万之处在所难免，诚望获得读者的建议和批评，以便使本丛书再版时进一步完善。

衷心希望本丛书能够成为广大同仁喜爱的专业用书,读者如能从中收获一二,将是我们莫大的荣幸。

令狐恩强

2020 年 5 月 16 日于北京

序二

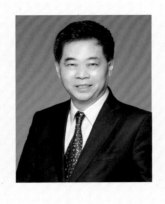

进入 21 世纪以来,消化内镜诊疗技术进入一个崭新的时代,诊断由表及里,由宏观到微观,治疗实现全方位、立体化、微创化。内镜技术的发展也对内镜医生提出了更高的要求,内镜医生不但要熟练掌握内镜的操作,不断学习先进诊疗技术,还要懂超声影像、懂病理,练就出一双火眼金睛,把消化系疾病诊疗的警戒线不断前移,从而给患者带来福音。回顾过去半个多世纪的峥嵘岁月,消化内镜发展迅速,成绩斐然,这其中凝聚了无数消化内镜人的智慧!展望消化内镜的未来,任重道远,前途光明。

随着人们生活水平的提高,对癌症"早诊、早治"意识不断增强,消化道早癌诊疗工作也越来越受到重视。如何提高内镜下对早癌的发现能力,除了依靠内镜医生的经验和责任心,更少不了先进内镜技术的研发及推广应用。近年来放大内镜、染色内镜、图像增强内镜等技术的发展,使我们能够对病变微细结构进行更加精细的观察,从而对病变性质作出更加精准的判断,在病变精查方面有了很大的进步。但是肿瘤防治的第一步——早癌筛查,即如何能够发现更多的可疑病变,减少早癌漏诊,仍是有待解决及提高的重要医学问题。

富士公司新近研发推出的 LCI,在早期病变筛查方面取得了令人满意的效果,并逐步被临床认可及应用。本书以 LCI 为着眼点,收集了大量 LCI 辅助下对消化道病变进行诊断的经典病例,通过对病例的详细解说,帮助读者对于新技术在消化道病变诊断中的应用有更好的理解,积累更多宝贵的经验。

希望本书可以作为重要的参考书,帮助内镜医生更好地掌握先进的内镜诊疗技术,提高消化道内镜诊疗水平,服务更多患者,帮助更多家庭。

2020 年 5 月 23 日于上海

序三

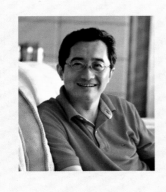

为全面提高我国人民生活水平,《健康中国 2030 规划纲要》提出了到 2030 年将中国总体癌症患者 5 年生存率提高 15％的目标。根据我国最新统计数据,在恶性肿瘤性疾病中,食管癌、胃癌和结直肠癌的发病率分别位居第六位、第二位和第三位,死亡率分别位居第四位、第三位和第五位。因此,消化道癌是严重威胁人民身体健康的疾病,降低我国消化道癌的发病率和死亡率是刻不容缓的重大临床问题。

现阶段内镜技术在消化道肿瘤的诊治过程中发挥着举足轻重的作用,可通过识别微小黏膜病变颜色及形态的变化来观察是否出现癌前病变。经过近几年的发展,内镜技术中最具代表性的图像增强内镜不断进步,显著地提高了早癌及癌前疾病的诊断率。其中,由富士公司研发的 LCI 自 2015 年在中国上市以来,已广泛应用于消化道疾病的筛查,并且取得较为突出的成果。LCI 主要通过将特定短波长窄带光与白光相结合照射在黏膜表面,在保证视野光亮度的前提下,凸显黏膜表层血管和构造的信息。同时,LCI 模式通过颜色扩张功能,使黏膜色彩对比增强,可以更好地识别黏膜细微色差,暴露病变部位,从而提高消化道病变的检出率。

"一花独放不是春,百花齐放春满园。"新型内镜诊断技术不断发展,已经在临床实践中大放异彩。同时,我们也应努力将新技术下沉到地区各级医院,提升中国医生在早癌精查、内镜操作、内镜治疗方面的技术水平,提升高端内镜技术的普及率,协助医疗机构提升诊断水平,为广大医患造福。

诊疗经验的总结、交流及推广,在任何时期都是推动医学发展及进步的重要环节。此书收集了消化内科的 LCI/BLI 诊断下消化道早癌的典型病例图片及病理分析资料,集合各大三甲医院的知名专家进行图像的解析和点评,为广大的内镜医生,尤其是基层、年轻内镜医生提供真实案例作为学习模板,以达到共同进步、共同提高内镜诊治水平的目的。

2020 年 5 月 28 日于北京

结直肠癌(colorectal cancer，CRC)是世界范围内常见的恶性肿瘤，之前的有关调查研究显示，中国的 CRC 发病率相对偏低；但随着国民饮食结构的改变，CRC 的发病率持续上升；在北京、上海等部分大城市，CRC 已经成为最常见的消化系统恶性肿瘤，整个东亚地区的 CRC 发病率已经逐渐接近北美地区。据标准人口测算，我国 CRC 发病率增长趋势居所有消化系统恶性肿瘤之首，且随着我国社会人口老龄化的不断加速和饮食结构的持续改变，CRC 很可能超越胃癌和肝癌成为我国最常见的消化系统恶性肿瘤。因此，降低我国 CRC 的发病率和病死率，成为急需解决的重大问题。研究数据显示，结直肠从正常黏膜转变为恶性肿瘤，中间会经历息肉、腺瘤、上皮内瘤变和早癌等过程，这一演变过程的时间可长达 15～20 年。在此期间内进行筛查，及早发现早期病变，就能大幅度降低 CRC 的发病率和病死率。

近年来，随着内镜设备的发展，早期发现和早期治疗消化道肿瘤已经成为可能，尤其是近几年我国内镜医师对消化道早癌诊治的热情高涨，很多基层医院的医生也有意识地开展早癌的诊治工作。消化内镜技术日新月异，LCI 观察模式具有亮度高、细节分辨力强、颜色对比度高等优点，已经成为广大内镜医生诊断早癌的有力武器。然而，在新技术推广过程中，我们发现大家对 LCI 的理解仍有一定的偏差，存在技术使用不够规范、术语翻译混乱等问题。为了进一步达成共识、统一专业术语、指导临床操作，为下一步的研究明确方向，我们组织国内 15 家大型三甲医院联合攻关，通过整理 LCI 诊断下消化道黏膜病变的典型病例图片及病理分析资料，邀请国内多位知名专家进行点评，为广大内镜医师，尤其是年轻的内镜医生提供实例学习资料，希望有助于内镜医生提高下消化道疾病的诊断水平。

追赶世界先进的消化道内镜诊疗水平，不是一家医院抑或几家医院即可实现的，需要全社会各级内镜医生戮力同心，携手前进。我们希望可以携手各地区的专家学者，通过普及医疗基础设施、全面交流治疗方案信息，形成具有中国特色的诊疗方法。为此，我们需要更好地发挥先进诊断技术的优势，使科技创新与循证医学相结合，破除医学知识的壁垒藩篱。在分享临床研究成果、凝聚新共识的同时，也恳请广大读者对本书提出宝贵的建议和意见，对书中存在的疏漏之处不吝指正，以便再版时加以修订。

2020 年 5 月

目录

第一章
LCI 联动成像技术

一、 联动成像技术原理

联动成像技术(linked color imaging，LCI)是一种独特的内镜图像增强技术，它将特定短波长光(410 nm)与白光(white light imaging，WLI)相结合照射在消化道黏膜表面，在保证视野光亮度的前提下凸显黏膜表层微血管和微结构的信息。同时，LCI对短波光图像进行颜色扩张处理，在凸显病变细微结构的基础上进一步增强病变与背景黏膜的颜色对比度，从而提升病变辨识度，提高消化道黏膜病变的检出(图 1 - 1)。

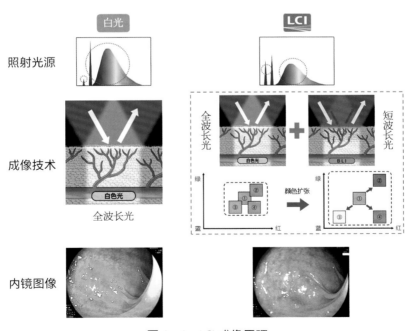

图 1 - 1　LCI 成像原理

LCI 通过产生明亮自然的图像,更利于远景状态下病变的观察,结合独特的色彩扩张技术为病变和背景黏膜之间提供良好的颜色对比,帮助准确描绘病变边界范围,更适合于消化道黏膜病变的筛查检出。

色彩的对比变化提升病变筛查能力的同时,对于肿瘤及非肿瘤病变的辨识也有很好的提示作用。肿瘤性病变在白光下通常呈现为与炎症性病变相似的"红色",并不能很好地区分;但是在 LCI 下常可见炎症性病变的"红色"变为紫色,而肿瘤性病变则保持为红色。这一特性来自于 LCI 光源中 410 nm 短波长光的影响,410 nm 短波长光只能穿透离黏膜表面很短的距离,并特别容易被血管中的血红蛋白吸收[1]。在肿瘤性病变中,增生扩张的微血管集中在浅表黏膜,410 nm 紫光被血管中的血红蛋白吸收而不反射(图 1-2),肿瘤区域黏膜在 LCI 下常显示为红色。炎性病变黏膜中,扩张的微血管集中在黏膜深层,410 nm 紫光无法到达血管所在深度,由浅层黏膜反射而不吸收(图 1-2),炎症区域黏膜在 LCI 下常显示为紫色;因此,LCI 可以对肿瘤性病变和炎性病变进行初步的判断,从而可以帮助提升病变筛查的准确性。

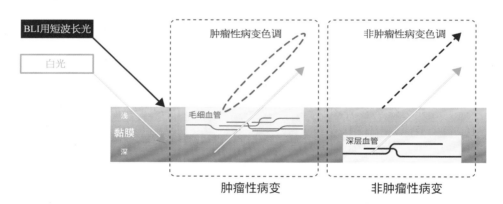

图 1-2 炎症性病变与肿瘤性病变在 LCI 下的成像说明

二、 LCI 在下消化道内镜检查中的优势

(一) 视野高亮

LCI 模式在保留窄带光的基础上增强了白光强度,使得内镜视野在 LCI 模式下具有与白光模式相当的明亮度(图 1-3),弥补了传统窄带光远景亮度不足的缺点,更加有助于病变的远景观察,从而提高病变检出率。

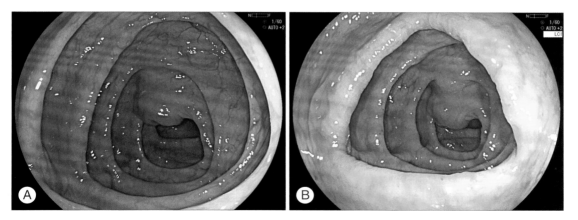

图 1 - 3　白光与 LCI 观察的亮度对比

（图片提供　海军军医大学附属长海医院）

（二）凸显病变

　　窄带光技术可以有效凸显黏膜表层微血管和微结构，LCI 在此基础上，结合颜色扩张技术，拉大了不同颜色之间的色差，增强病变与背景黏膜之间的颜色对比度，使病变整体结构更加凸显，病变边界范围更加清晰，增强病变辨识度，更利于病变的筛查及诊断（图 1 - 4）。对比白光模式（A、C），LCI 模式下（B、D）病变边界范围更清晰，整体轮廓结构更加凸显，提高了病变的辨识度。

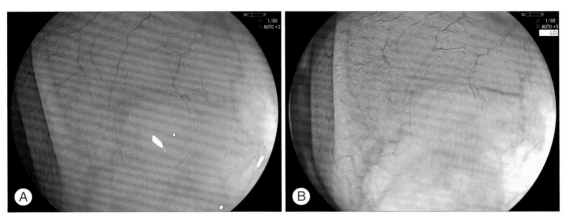

（图片提供　贵州省人民医院　田原）

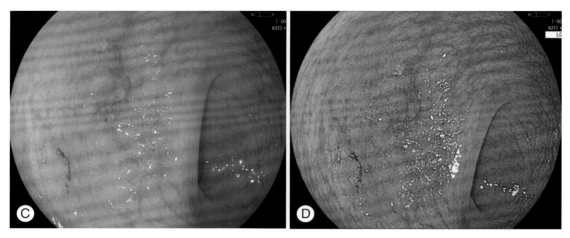

（图片提供　中国人民解放军总医院第五医学中心　闵敏）

图 1-4　白光与 LCI 模式下病变观察对比

（三）淡化肠液，降低病变观察的干扰

肠液在传统窄带光下呈现为血红色，会对病变的观察带来不利的影响；LCI 模式下，肠液呈现为淡黄色，可以有效降低肠液、粪水对病变观察的干扰；即使在肠道准备不理想的情况下，也能让病变具有更高的可视性（图 1-5）。

WLI　　　　　　　　　BLI　　　　　　　　　LCI

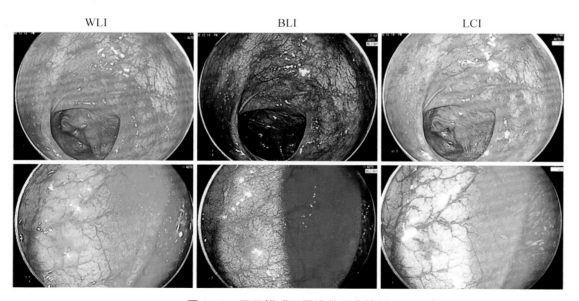

图 1-5　不同模式下肠液的观察效果

（Yoshida N，et al. Endoscopy International，2017.）

三、 LCI 模式下正常大肠内镜图像

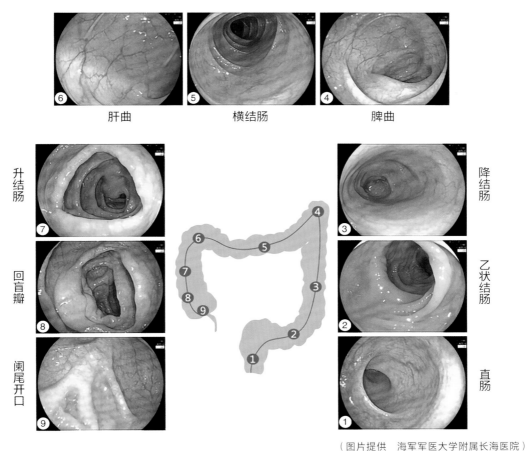

肝曲　　　　　　横结肠　　　　　　脾曲

升结肠　　降结肠

回盲瓣　　乙状结肠

阑尾开口　　直肠

（图片提供　海军军医大学附属长海医院）

参考文献

［1］ Yamamoto H，Shinozaki S，Hayashi Y，et al. Advanced Treatment and Imaging in Colonoscopy：The Pocket-Creation Method for Complete Resection and Linked Color Imaging for Better Detection of Early Neoplastic Lesions by Colonoscopy ［J］. Clinical endoscopy，2019，52（2）：107－113.

第二章
大肠息肉与大肠癌

第一节 概述

一、定义

结直肠癌(colorectal cancer，CRC)是起源于结直肠黏膜上皮的恶性肿瘤，是临床最为常见的恶性肿瘤之一，其发生途径主要为腺瘤途径(50%～70%)、de novo 途径(3%～5%)和锯齿状息肉/腺瘤途径(30%～50%)[1]。全球结直肠癌在恶性肿瘤人群中占 10.2%(第三位)，死亡人群中占 9.2%(第二位)[2]。根据 2019 年中国癌症报告[3]，2015 年我国结直肠癌新发病例数为 38.8 万，发病率排在第二位，死亡患者为 18.7 万人，位居第三位，降低我国结肠癌的发病率和死亡率是刻不容缓的重大临床科学问题。

大肠息肉(colorectal polyps)是大肠一部分黏膜向管腔侧形成的疣状隆起，大体可分为肿瘤性息肉(neoplastic colorectal polyps)和非肿瘤性息肉(non-neoplastic polyps)两大类。其中，肿瘤性息肉以腺瘤为主，大肠腺瘤占大肠息肉的 70%～80%，与大肠癌发生关系密切，易癌变，其癌变率为 1.4%～9.2%；非肿瘤性息肉以增生性息肉多见，同时还包括幼年性息肉、Peutz-Jeghers(P-J)型息肉、炎性息肉等。虽然大肠息肉种类多样，但是整体大肠息肉中主要以肿瘤性息肉为主，非肿瘤性息肉大约只占 10%～30%[4-5]。作为大肠癌发生的前驱病变，大肠肿瘤性息肉的早期发现及治疗是降低大肠癌发生率和病死率的关键(图 2-1)。

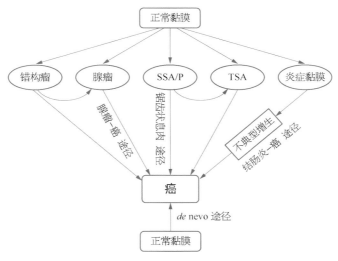

图 2-1 大肠癌发生路径

SSA/P: 无蒂锯齿状腺瘤或息肉；TSA: 传统型锯齿状腺瘤。

二、 内镜诊疗

（一） 大肠息肉检出现状

目前，全大肠内镜检查（total colonoscopy，TCS）是大肠息肉诊疗方法中信赖度最高的检查手段，通过大肠镜检查早期发现大肠息肉对于避免间期癌（interval cancer）的发生尤为重要[6]。腺瘤检出率（adenoma detection rate，ADR）被认为是结肠镜检查质量评价中最为重要的指标，其原因是 ADR 与间期癌发生率以及大肠癌病死率密切相关[7]。Kaminshi 等学者指出，内镜医生间 ADR 差别非常大（7.4%～52.5%），ADR<20% 的内镜医生与ADR>20% 的内镜医生相比，间期癌发生风险增加了 10 倍；而 ADR 每增加 1%，则间期癌风险降低 3%[8-9]。美国消化内镜学会（ASGE）、美国消化病学会（ACG）最新报告指出，对于 50 岁以上平均风险患者，ADR 目标为 25%（女性为 20%，男性为 30%）[10]。普通白光内镜检查中大肠息肉的漏诊率为 22%～26%、腺瘤为 24%，特别是小的、扁平息肉容易漏诊[11-12]。造成漏诊的因素有很多，如：视野状态（肠道准备、视野亮度等）、病变特性（位置、形态、大小、颜色等）、医生操作技术（盲肠到达率、退镜观察时间、观察死角翻转内镜操作等）。在上述影响因素中，增强息肉辨识度是提高息肉检出，减少漏诊最行之有效的措施之一。

（二）LCI 在大肠息肉检出方面的临床应用价值

随着内镜技术的不断革新，图像增强内镜（image-enhanced endoscopy，IEE）如窄带成像（narrow band imaging，NBI）、蓝光成像（blue light imaging，BLI）、LCI 等技术开发及应用为消化道癌早诊早治开辟了新途径。BLI、NBI 用于大肠黏膜病变性质诊断，区分肿瘤性和非肿瘤性病变方面效果极佳；但在提高大肠息肉检出率方面仍有争议[13-14]。LCI 作为最新的图像增强技术，通过提高图像的明亮度，同时在窄带光成像的基础上进一步增强了病变与正常黏膜间的色差，使病变辨识度显著提升，在大肠癌及其前驱病变的早期检出方面优势尤为显著。国内外多项临床研究结果均验证了 LCI 在大肠息肉及腺瘤检出的临床应用价值，特别对于容易漏诊的微小、平坦病变的检出，LCI 优势尤为突出[15-17]。另外，与 BLI、NBI 模式相比，残余肠液在 LCI 模式下呈现为淡黄色，对于肠道观察的影响极小，更有利于肠道病变的检出。

提高病变可视性方面，日本专家吉田直久教授团队应用白光成像（WLI）、BLI-brt、LCI 三种观察模式下观察息肉的视频资料，分别请有经验及经验不足的内镜医生对各模式下的息肉可见性进行评估，结果发现[15]：①无论对于有经验或经验不足的内镜医生，LCI 模式下的息肉可见性得分均显著高于白光模式（图 2-2）；②在不同位置、大小、组织学、形态学和不同肠道准备质量等因素下，LCI 模式下息肉可见性评分均显著高于白光模式（表 2-1）。

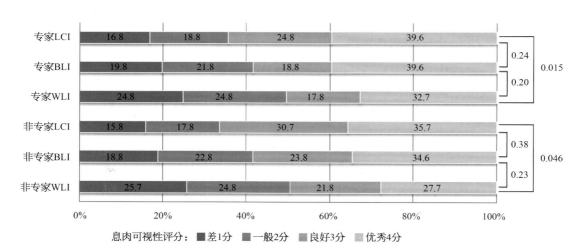

图 2-2　三种观察模式下不同医生对大肠息肉可见性评分比较

（Yoshida N，et al. Endoscopy International Open，2017，5（6）：E518-E525.）

表 2-1 三种观察模式下不同临床特征大肠息肉的可见性评分比较

	病人数	WLI	LCI	BLI	P		
					WLI vs LCI	WLI vs BLI	LCI vs BLI
右侧结肠	55	2.22 ± 1.04	2.61 ± 1.07	2.32 ± 1.08	< 0.001	0.12	< 0.001
非右侧结肠	46	2.91 ± 1.17	3.15 ± 1.03	3.32 ± 0.99	< 0.001	< 0.001	0.18
直径≥10 mm	38	2.65 ± 1.15	3.00 ± 1.21	2.82 ± 1.13	< 0.001	0.04	0.03
直径<10 mm	63	2.46 ± 1.15	2.67 ± 1.13	2.68 ± 1.47	< 0.001	0.07	< 0.001
腺瘤、黏膜内癌	74	2.68 ± 1.17	3.06 ± 1.04	2.91 ± 1.13	< 0.001	< 0.001	0.009
SSA/P	20	2.08 ± 1.03	2.20 ± 0.99	2.00 ± 0.94	0.04	0.43	0.02
息肉样	47	2.56 ± 1.22	2.81 ± 1.15	2.69 ± 1.22	< 0.001	0.02	0.06
非息肉样	54	2.51 ± 1.10	2.90 ± 1.03	2.76 ± 1.06	< 0.001	0.03	< 0.001
肠道准备差	23	2.42 ± 1.13	2.72 ± 1.11	2.31 ± 1.09	0.004	0.33	< 0.001
肠道准备佳	78	2.55 ± 1.19	2.89 ± 1.09	2.79 ± 1.18	< 0.001	0.03	< 0.001

注： SSA/P（sessile serrated adenoma/polyps，无蒂锯齿状腺瘤/息肉）

（Yoshida N，et al. Endoscopy International Open，2017，5（6）：E518-E525.）

　　提高病变检出方面,刘岩主任团队牵头的一项国内多中心的随机交叉临床研究发现[16],与白光相比,LCI 模式下病变具有更高的可见性,LCI 模式下大肠息肉的检出率及敏感性均显著高于白光（68% *vs.* 52%，*P*＜0.000 1；91% *vs.* 73%，*P*＜0.000 1）；同时相比于白光,LCI 可明显提高腺瘤检出率（37% *vs.* 28%，*P*＝0.001 3）（表 2-2）。Shinozaki 等对 LCI 在大肠息肉检出相关的 7 项临床研究进行了 Meta 分析,结果显示,LCI 在大肠息肉及腺瘤的检出能力方面均显著优于白光,与白光相比,LCI 能显著提高每个病人大肠息肉及腺瘤的检出数,尤其对于平坦型息肉及右半结肠息肉检出率较白光显著提高[17]。

（三）性质及浸润深度判断

　　发现可疑病变后,对于病变质与量的诊断是制定下一步诊疗策略的重要依据,主要包括：肿瘤与非肿瘤的鉴别诊断、癌与非癌的鉴别诊断以及浸润深度的诊断三个步骤。普通白光内镜下可根据病变肉眼形态、颜色、表面性质、软硬、空气量调整后形变情况等对病变性质及浸润深度进行初步判断；放大染色下观察病变 pit pattern、放大联合 IEE（BLI、NBI 等）观察病变表面微血管及微结构变化,可对病变性质及浸润深度作出更加精确的判断。临床常用基本评估分型方法主要包括以下几种。

表 2 - 2　白光和 LCI 在大肠息肉及腺瘤检出率及敏感性对比

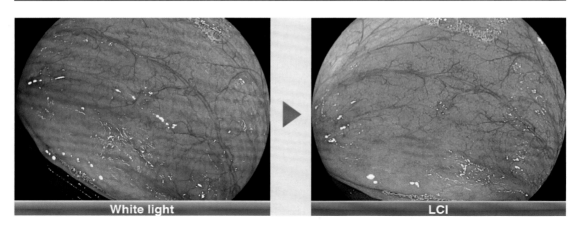

评价指标	LCI	WLI	P
息肉检出灵敏度	91%	73%	< 0.000 1
腺瘤检出灵敏度	92%	85%	0.086 3
腺瘤检出率	37%	28%	0.001 3
息肉检出率	68%	52%	< 0.000 1

（Min M，et al. Gastrointestinal Endoscopy：S0016510717301803.）

1. 巴黎分型　2002 年日、欧内镜及病理医生在巴黎召开工作会议，就浅表型肿瘤肉眼分型的有用性及临床意义进行了讨论，并提出了巴黎分型[18]（图 2 - 3）。浅表型肿瘤为 type 0，从大体发育形态上分为息肉样（Type 0 - Ⅰ）和非息肉样（Type 0 - Ⅱ，Ⅲ），其中 type 0 - Ⅲ针对食管（Barrett 食管）和胃的病变应用，不适用于大肠病变。

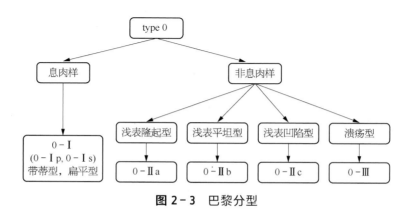

图 2 - 3　巴黎分型

在临床诊疗中可以在普通白光非放大模式下应用巴黎分型对肿瘤的浸润深度、淋巴结转移风险进行初步的预测,为病变治疗方法的选择提供帮助[19-20]。例如:type 0 - Ⅱc 型,较小的病变就会有黏膜下深部浸润的倾向;type 0 - Ⅱa + Ⅱc,特别是非息肉样 type 0 - Ⅱa + Ⅱc 型,很小的病变很多已经有黏膜下深部浸润。诊疗过程中可以通过肉眼形态对病变浸润程度做初步预测的基础上,追加 IEE 放大、染色放大,做进一步精查(图 2 - 4)。

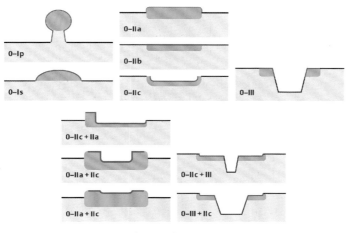

图 2 - 4 巴黎分型浅表型(type 0)亚型

(Inoue H,et al. Gastro Endosc,2003,58:3 - 43.)

2. 侧向发育型肿瘤肉眼分型 侧向发育型肿瘤(laterally spreading tumor,LST)是指直径超过 10 mm 且发生在大肠黏膜表面的平坦或隆起病变,这种病变主要沿着大肠黏膜表面侧向生长,垂直侵犯大肠壁深层的情况相对较少,因此大多数可行内镜下治疗。依据其表面形态可分为颗粒型(颗粒均一型和结节混合型)和非颗粒型(扁平隆起型和假凹陷型)[21](图 2 - 5)。

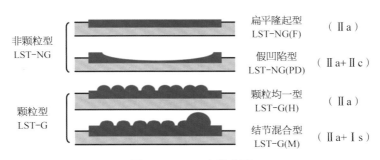

图 2 - 5 LST 肉眼分型

(Kudo S,et al. Gastrointest Endosc,2008,68:S3 - 47.)

LST 各种亚型,病变越大其癌变率及黏膜下层(SM)浸润可能性越高,特别是颗粒混合型和非颗粒假凹陷型,相比于其他亚型 SM 浸润的概率较高。对于 LST - G,SM 癌主要发生在粗大的结节部分,同时可见 V 型 pit pattern;而对于 LST - NG 假凹陷型,黏膜表面结构通常保存完好,但很多时候会伴发多中心性 SM 浸润。另一方面,由直径 5 mm 以下的均匀颗粒构成的 LST - G 颗粒均一型中,无论肿瘤直径如何,SM 浸润癌都极为罕见。因此,LST 亚型诊断联合 pit pattern 诊断的综合评价,是选择合理的治疗方法不可缺少的重要步骤[22]。

3. pit pattern 分型 工藤 pit pattern 分型(表 2 - 3)最初分为Ⅰ型、Ⅱ型、ⅢS 型、ⅢL 型、Ⅳ型、Ⅴ型。2004 年在箱根召开的 pit pattern 专题研讨会上明确了不规则腺管开口形态 Vi 型及无结构 VN 型分类[23](表 2 - 3)。由于黏膜下深部浸润癌的诊断与治疗方法选择密切相关,因此将 Vi 型进一步分为 Vi 轻度不规则和 Vi 高度不规则两个亚型,对黏膜下深部浸润癌进行更加准确的判断。内腔狭小、边缘不整、轮廓不清晰、表面被覆上皮染色性差或消失,scratch 或 invasive pattern 等表现定义为 Vi 高度不规则[24]。但目前存在的问题点为,对于 Vi 轻度不规则及高度不规则的判断内镜医生之间存在很大差异;另一方面,虽然认识到 Vi 区域范围的重要,但还没有明确的定义。

在临床应用中,一般情况Ⅱ型~Vi 轻度不规则型的病变都可行内镜下治疗,而 Vi 高度不规则及 VN 基本都需要选择外科治疗,对于 Vi 高度不规则的情况需要进一步追加高度不规则区域范围判断。藤井等[25-26]研究者提出了 invasive pattern 概念,其定义为:存在 Vi 高度不规则的情况下,非息肉样病变高度不整范围在 3 mm 以上,息肉样病变在 6 mm 以上定义为 invasive pattern,提示有黏膜下层深部浸润[26]。

4. JNET 分型 2014 年日本专家整合佐野等多种分型推出了 JENT 分型[27](表 2 - 4),JNET 分型基于表面微血管和微结构变化,将低级别上皮内瘤变与高级别上皮内瘤变/黏膜下浅层浸润癌、黏膜下浅层浸润癌与黏膜下深层浸润癌区分开来,使内镜下结肠肿瘤分型系统更加完善,更有利于临床治疗方案的选择。JNET type 2A 型腺瘤~低度异型黏膜内癌的可能性高,可行内镜下治疗。JNET type 2B 型,目标是对于高度异型癌的判断,由于包含了黏膜内癌~黏膜下浅层浸润癌,因此需要结合结晶紫染色放大对 V 型 pit pattern 不规则程度及范围进行评价,判断浸润深度。

JNET 分型相对简单,对于肿瘤性质及浸润深度都有较高的诊断能力,但仍需要继续研究。type 2B 的血管分布范围、type 3 疏血管区域及无结构区域的范围定义需进一步探讨。JNET 分型制定中没有考虑平坦锯齿状腺瘤/息肉(sessile serrated adenoma/polyp,SSA/P),

表 2 - 3　工藤 pit pattern 分型

分型	示意图	pit 形态	实例	最可能组织学
I		圆形 pit		正常黏膜及炎性病变
II		星芒状 pit		增生性息肉、无蒂锯齿状腺瘤/息肉
ⅢL		管状或圆形pit，但较正常小		腺瘤
ⅢS		管状或圆形pit，但较正常大		腺瘤或早期癌
IV		树枝状或脑回状 pit		腺瘤
Ⅴi		不规则排列且形态为ⅢL、ⅢS、Ⅳ型		早期癌
Ⅴ$_N$		pits 消失或减少，出血无规则的形态		黏膜下深层浸润癌

表 2 - 4 JNET 分型

分型	type 1 型	type 2A 型	type 2B 型	type 3 型
血管结构	不可见	口径规则 分布规则 （网状/螺旋型）	口径大小不规则 分布不规则	松散的血管区 粗血管中断、破裂
表面结构	规则暗色或白色斑点与周围正常黏膜相似	规则（管状、分枝状、乳头状）	不规则或模糊	不清、消失
最可能组织学	增生性息肉/ 无蒂锯齿状息肉	低级别黏膜病变	高级别黏膜病变/ 浅部黏膜下浸润癌	深部黏膜下浸润性癌
示意图				
实例				

SSA/P 基本上都包含在 JNET type 1 范围内,因此后续的研究需要进一步追加对 SSA/P 相关的分型判断。

5. NICE 分型 考虑到设备及人员操作能力,2009 年欧美及日本专家也联合推出了 IEE 非放大内镜下对大肠病变性质诊断的 NICE 分型[28](表 2 - 5)。NICE 分型主要是通过病变黏膜颜色的观察对病变性质进行判断,在诊断精度上虽不及 IEE 放大观察,但诊断方法简单、快速,对设备及人员操作要求相对较低,因此在临床上也具有一定的应用价值。由于 LCI 具有非常强的色彩强调能力,有研究者将 LCI 应用于 NICE 分型,结果显示:LCI 模式下对于肿瘤性病变(NICE type 2/3)诊断的敏感性、特异性、阳性预测值、阴性预测值分别为 96.5%、83.8%、90.2% 和 93.9%[29]。基于 LCI 独特的色彩强调功能,中国内镜专家应用 LCI 的大肠肿瘤内镜分型临床研究也正在进行中,期待新的 LCI 分型诊断方法在不久的将来能应用于临床。

表 2-5 NICE 分型

分型	type 1	type 2	type 3
色泽	与周围黏膜同色或色泽略淡	与周围黏膜相比，呈显著褐色	与周围黏膜相比，呈（深）棕色，可见片状白色区域
血管	无血管或似有似无的单独花边状血管	白色腺管周边显著棕色血管	破碎的不规则血管或无血管
腺管	一致的黑点或白点状腺管或腺管显示不清	棕色血管周边显著椭圆形、管状或树枝状白色腺管	存在无表面结构的无腺管区域
实例			
最可能组织学	增生性息肉	腺瘤或表浅癌	深浸润性癌

参考文献

[1] Singh R，Zorrón Cheng Tao Pu L，Koay D，et al. Sessile serrated adenoma/polyps：Where are we at in 2016？［J］. World J Gastroenterol，2016，22（34）：7754 - 7759.

[2] Bray F，Ferlay J，Soerjomataram I，et al. Global Cancer Statistics 2018：GLOBOCAN estimates of incidence and mortality worldwide for 36 cancers in 185 countries［J］. CA：A Cancer Journal for Clinicians，2018，6：394 - 424.

[3] 孙可欣,郑荣寿,张思维,等.2015 年中国分地区恶性肿瘤发病和死亡分析[J].中国肿瘤,2019,1：1 - 11.

[4] Vatn MH，Stalsberg H. The prevalence of polyps of the large intestine in Oslo：an autopsy study［J］. Cancer，1982，49：819 - 825.

[5] Obrien MJ，Winawer SJ，Zauber AG，et al. The National Polyp Study. Patient and polyp characteristics associated with high-grade dysplasia in colorectal adenomas［J］. Gastroenterology，1990，98：371 - 379.

[6] Zauber AG，Winawer SJ，O Brien MJ，et al. Colonoscopic polypectomy and long-term prevention of colorectal caner deaths［J］. N Engl J Med, 2012，366：687 - 696.

[7] Corley DA，Jensen CD，Marks AR et al. Adenoma detection rate and risk of colorectal cancer and death［J］. N Engl J Med，2014，370：1298 - 1306.

[8] Kaminski MF，Regula J，Kraszewska E，et al. Quality indicators for colonoscopy and the risk of interval cancer［J］. N Engl J Med，2010，362：1795 - 1803.

[9] Kaminski MF，Wieszczy P，Rupinski M，et al. Increased rate of adenoma detection associates with reduced risk of colorectal cancer and death［J］. Gastroenterology，2017，153：98 - 105.

[10] Rex DK，Schoenfeld PS，Cohen J，et al. Quality indicators for colonoscopy［J］. Am J Gastroenterol，2014，110：72 - 90.

[11] Rex DK，Cutler CS，Lemmel GT，et al. Colonoscopic miss rates of adenomas determined by back-to-back

colonoscopics [J]. Gastroenterology，1997，112：24－28.

[12] Hersbach D，Barrioz T，Ponchon T. Miss rate for colorectal neoplastic polyps：a prospective multicenter study of back-to-back video colonoscopics [J]. Endoscopy，2008，40：284－290.

[13] Rex D，Helbig CC. High yields of small and flat adenomas with high-definition colonoscopes using either white light or narrow band imaging [J]. Gastroenterology，2007，133：42－47.

[14] Adler A，Aschenbenk J，Yenerim T，et al. Narrow band versus white light high definition television endoscopic imaging for screening colonoscopy：a prospective randomized trial [J]. Gastroenterology，2009，136：410－416.

[15] Yoshida N，Naito Y，Murakami T，et al. Linked color imaging improves the visibility of colorectal polyps：a video study [J]. Endoscopy International Open，2017，05（06）：E518－E525.

[16] Min M，Deng P，Zhang WH，et al. Comparison of linked color imaging and white-light colonoscopy for detection of colorectal polyps：a multicenter，randomized，crossover trial [J]. Gastrointestinal Endoscopy，S0016510717301803.

[17] Shinozaki S，Kobayashi Y，Hayashi Y, et al. Colon polyp detection using linked color imaging compared to white light imaging：systematic review and meta-analysis [J]. Dig Endosc，2019. DOI: 10.111/den.13613.

[18] Inoue H，Kashida H，Kudo S，et al. The Paris endoscopic classification of superficial neoplastic lesions：esophagus，stomach，and colon：November 30 to December 1，2002 [J]. Gastrointest Endosc，2003，58（6 Suppl）：S3－43.

[19] Axon A，Diebold MD，Fujino M，et al. Update on the Paris classification of superficial neoplastic lesions in the digestive tract [J]. Endoscopy，2005，37（6）：570－578.

[20] Eleftheriadis N，Inoue H，Ikeda H，et al. Definition and staging of early esophageal，gastric and colorectal cancer [J]. Journal of Tumor，2014，2（7）：161－178.

[21] Kudo S，Lambert R，Allen JI，et al. Nonpolypoid neoplastic lesions of the colorectal mucosa [J]. Gastrointest Endosc，2008，68：S3－47.

[22] Tanaka S，Kashida H，Saito Y，et al. JGES Guidelines for colorectal endoscopic submucosal dissection/endoscopic mucosal resection guidelines [J]. Dig Endosc，2015，27：417－434.

[23] 工藤進英，倉橋利德，樫田博史ほか：大腸腫瘍に対する拡大内視鏡観察と深達度診断―箱根シンポジウムにおける V 型亜分類の合意.胃と腸，2004，39（5）：747－752.

[24] 工藤進英，大森靖弘，樫田博史ほか：大腸の新しいpit pattern-iRa t Vi， VN pit pattern [J].早期大腸癌，2005，9：135－140.

[25] Matsuda T，Fujii T，Saito Y et al. Efficacy of the invasive/non-invasive pattern by magnifying chromoendoscopy to estimate the depth of invasion of early colorectal neoplasms. Am J Gastroenterol，2008，103：2700－2706.

[26] 藤井隆広，松田尚久，神津隆弘ほか：V型 pit pattern の診断とその臨床的意義（4）拡大内視鏡による臨床分類- invasive pattern の診断基準 [J].早期大腸癌，2001，5：541－548.

[27] Sano Y，Tanaka S，Kudo S，et al. Narrow-band imaging（NBI）magnifying endoscopic classification of colorectal tumors proposed by the Japan NBI Expert Team [J]. Dig Endosc，2016，28：526－533.

[28] Tanaka S，Sano Y. Aim to unify the narrow band imaging（NBI）magnifying classification for colorectal tumors：current status in Japan from a summary of the consensus symposium in the 79th annual meeting of the Japan Gastroenterological Endoscopy Society [J]. Dig Endosc，2011，23（Suppl 1）：131－139.

[29] Wu CH，Chen TH，Hsu CM. Linked-color imaging combined with the NICE classification system for optical diagnosis of colon polyps：new image-enhanced endoscopic technology for pathological prediction [J]. Therapeutics and Clinical Risk Management，2017，13：1317－1321.

第二节 腺瘤

Case 1	55 岁 男性	检查目的	结肠息肉进行内镜下治疗
		部 位	升结肠
		肉眼分型	0-Ip

（病例提供 中国医科大学附属第一医院 张惠晶）

一 内镜所见 一

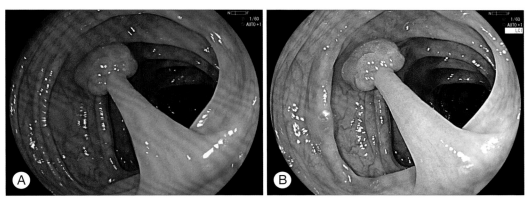

图 A、B 升结肠可见一长蒂息肉，蒂长约 2.0 cm，息肉头端直径约 1.0 cm，与白光模式相比，LCI 模式下视野更加明亮，远景状态下息肉头端整体轮廓及表面凹凸情况都呈现得非常清晰，息肉蒂部尤其是底部黏膜内血管也清晰可见；同时 LCI 模式下背景黏膜正常血管也较白光模式下更为凸显，更易发现可疑病变。

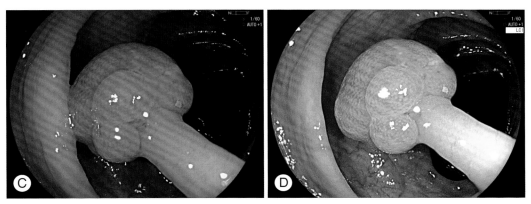

图 C、D 白光及 LCI 模式下分别对息肉头端行非放大近景观察，可见 LCI 模式下病变与周边黏膜色差增大，息肉头端呈现为深粉色与蒂部及周边黏膜对比明显；且表面结构被强调凸显，较白光更易辨认。

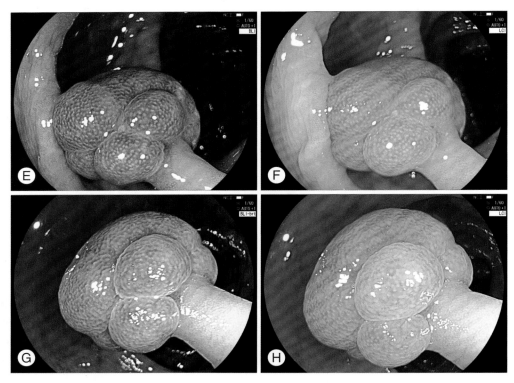

图 E~H LCI 及 BLI 放大可见息肉表面结构规则，大部表现为管状ⅢL型 pit 样表面结构，围绕表面结构周边整齐排列的血管网清晰可见，息肉蒂部表面结构与正常黏膜相同。 对比观察，LCI 与 BLI 放大模式所见一致，JNET type 2A 型；BLI 模式下表面结构及血管结构更加凸显，更适合放大观察。

内镜诊断　　升结肠息肉，0-Ⅰp 型。

— 病理所见 —

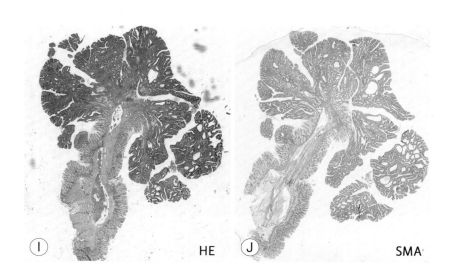

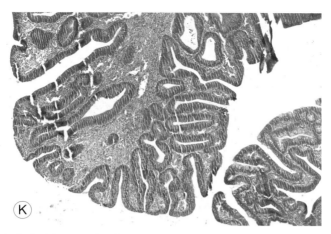

图 I~K （EMR 标本）息肉头部见分叶样外观，SMA 染色见分支样错综分布的平滑肌束，腺上皮排列呈管状及绒毛状结构，上皮细胞呈柱状，细胞核拉长呈杆状，基底侧排列，核分裂象明显，胞质嗜酸性，部分胞质可见少量微小泡样黏液，间质中度炎症反应，息肉蒂部为正常肠腺，无肿瘤上皮残留。

病理诊断　　（升结肠）管状腺瘤（低级别异型增生，局灶高级别异型增生）。

（病理注释：陈振煜）

内镜观察要点

　　大肠息肉可以呈现出多种多样的内镜下所见，观察时要注意仔细观察息肉表面的腺管开口形态，做好腺管开口分型以及腺管排列规整与否都要做出评价，白光下通常对于息肉的腺管开口分型判定不清，但 LCI 模式通过镜下亮度及色泽的改变，不但对腺管开口分型能够很好地观察清楚，而且放大模式对于血管的伴行情况也能进行很好的判断，从而对息肉的性质能够作出准确的判断。

Case 2	38 岁 男性	检查目的	便血查因
		部　　位	降结肠
		肉眼分型	0-Ⅰp

（病例提供　中国医科大学附属第一医院　张惠晶）

── 内镜所见 ──

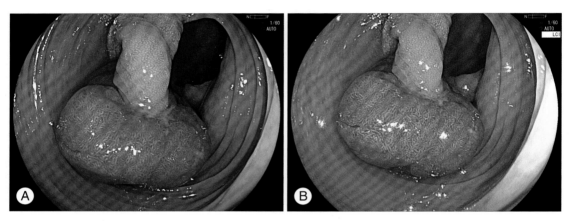

图 A　白光下于降结肠见一枚粗长蒂息肉，息肉头端大小约 2.5 cm × 2.5 cm，表面充血，呈分叶状。

图 B　与白光模式相比，LCI 模式下视野更加明亮，病变表面轮廓更加凸显，潴留肠液在 LCI 下仍呈现为淡黄色，不影响病变观察。

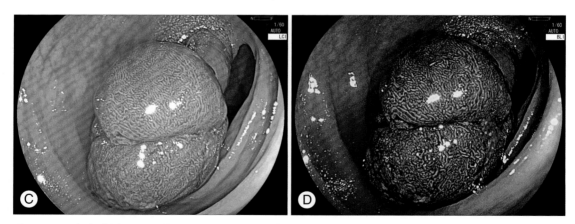

图 C、D　息肉头端正面观察，BLI 非放大模式下视野略暗，可见大部分规则的黏膜表面结构，病变周边潴留肠液表现为红色；而 LCI 模式下视野明亮，病变整体轮廓及表面凹凸情况观察更加清晰，潴留肠液在 LCI 下呈现为淡黄色，不影响病变观察。

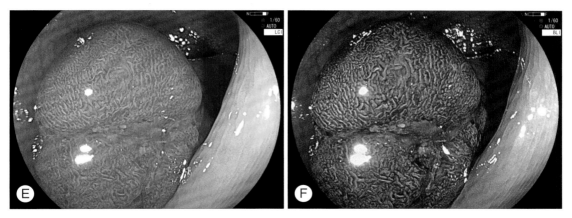

图 E、F LCI/BLI 弱放大观察，病变表面大部区域呈现为管状、树枝状Ⅲ L 型·Ⅳ型 pit 样表面结构，围绕腺管规则的微血管也清晰可见，JNET type 2A。 分叶间凹陷区域表面结构似有不整，需调整放大倍数进一步贴近观察。

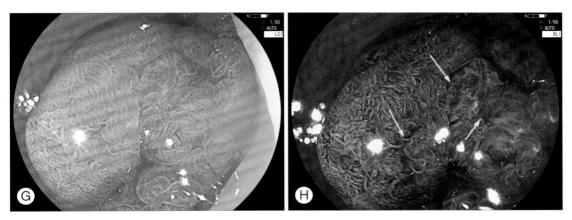

图 G、H LCI 及 BLI 模式下对凹陷区域行中度放大观察，局部可见不规整的表面结构及微血管结构（黄色箭头），符合 JNET type 2B 型表现。

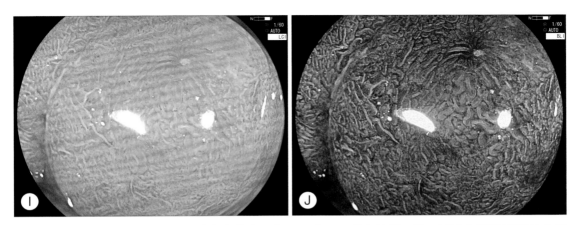

图 I、J LCI 及 BLI 模式下隆起区域中度放大观察，LCI 与 BLI 观察结果一致，可见血管及表面结构规则，JNET type 2A。

内镜诊断　　降结肠息肉，0-Ⅰp型。

— 病理所见 —

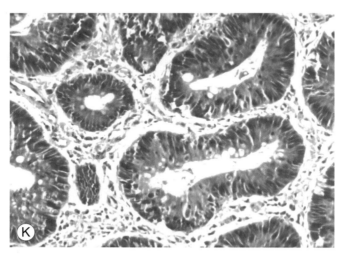

HE×100

图 K　（切除标本）腺上皮排列呈管状结构，上皮细胞核增大，呈纺锤状，深染，核分裂象明显，核质比约 50%，间质中度炎症反应。

病理诊断　　（降结肠）管状腺瘤（低级别异型增生）。

（病理注释：陈振煜）

Case 3	56 岁 男性	检查目的	体检
		部　　位	降结肠
		肉眼分型	0-Ⅰp

（病例提供　广西壮族自治区人民医院　张文华）

— 内镜所见 —

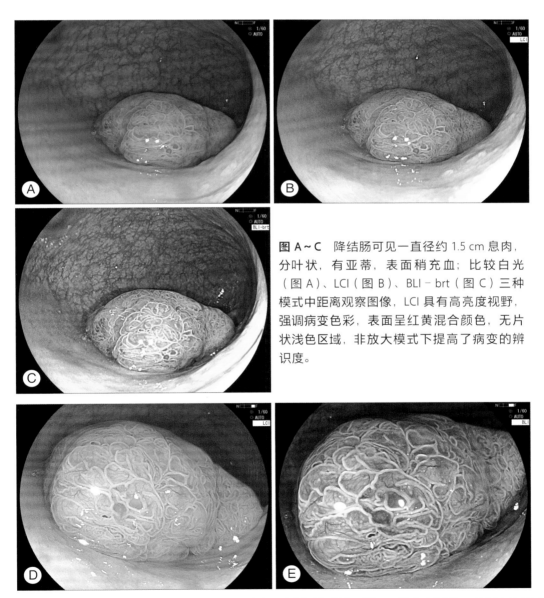

图 A~C　降结肠可见一直径约 1.5 cm 息肉，分叶状，有亚蒂，表面稍充血；比较白光（图 A）、LCI（图 B）、BLI–brt（图 C）三种模式中距离观察图像，LCI 具有高亮度视野，强调病变色彩，表面呈红黄混合颜色，无片状浅色区域，非放大模式下提高了病变的辨识度。

图 D、E　LCI 及 BLI 弱到中度放大观察，可见大部区域为绒毛状Ⅳ型 pit 样表面结构，并可见树枝状血管，表面结构及血管规则，JENT type 2A。

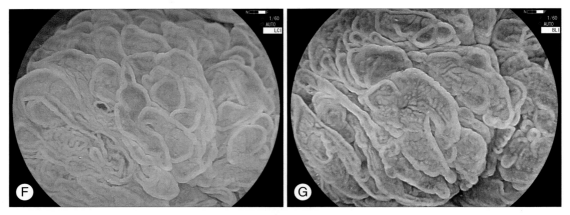

图 F、G　LCI 及 BLI 浸水法放大观察，浸水法下视野无反光，可见绒毛状表面结构，血管呈树枝状及网状，整体尚规则，JNET type 2A。

内镜诊断　降结肠息肉，0-Ⅰp型，JENT type 2A。

— 病理所见 —

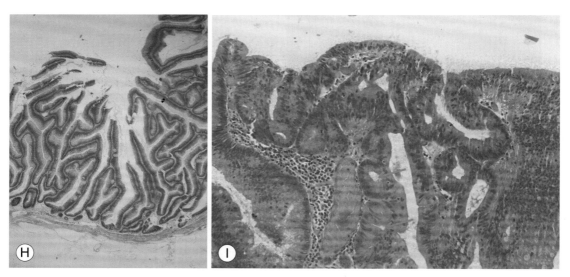

图 H　（ESD 标本）腺上皮排列呈绒毛状结构及管状结构，上皮细胞呈柱状，细胞核拉长呈杆状，基底侧排列，核分裂象不明显，胞质黏液丰富，核质比低，腺管内可见少量异位隐窝结构；间质中度炎症反应。

图 I　腺上皮排列成管状结构，核呈纺锤状或卵圆形，局部区域核呈复层排列，胞质嗜酸性，腺管内可见漩涡状异位隐窝样结构（绿色箭头处）；间质中度炎症反应。

病理诊断　（降结肠）绒毛状管状腺瘤（低级别异型增生，局灶区域为高级别异型增生）。

（病理注释：陈振煜）

Case 4	58 岁 女性	检查目的	肠镜筛查
		部　位	降结肠
		肉眼分型	0–Ⅰp

（病例提供　武汉大学中南医院　常莹）

── 内镜所见 ──

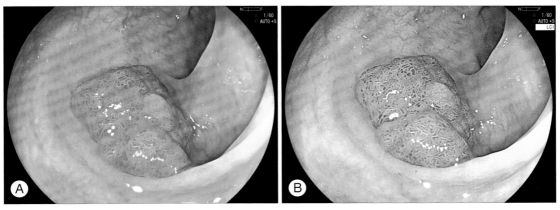

图 A、B　降结肠Ⅰp型息肉，表面充血，局部有小结节样隆起，表面呈褐色调，略发白。与白光相比，LCI 模式下腺上皮形成的白色边缘更加明显，可见表面结构大部分呈树枝状或脑回状的Ⅳ型 pit 样表现，周围规则微血管也清晰可见。

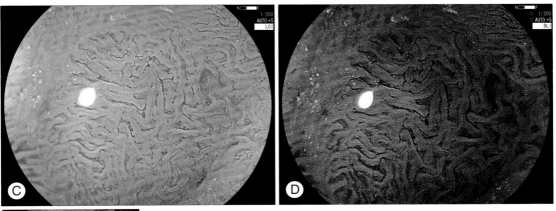

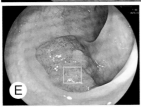

图 C~E　病变结节隆起处局部放大，可见 BLI 及 LCI 模式均可清晰显示呈树枝状及脑回状的Ⅳ型 pit 样表面结构，以及周边的微血管，JENT type 2A，两种模式下诊断一致。

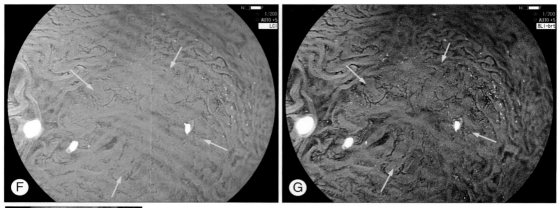

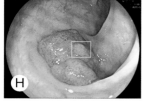

图 F~H BLI 及 LCI 模式下对另一处结节隆起行强放大观察，此区域表面结构及微血管均不规则（黄色箭头），考虑 JENT type 2B，提示局部存在高级别上皮内瘤变可能。

内镜诊断 降结肠息肉，0-Ⅰp型，JENT type 2A（局部可见 type 2B）。

— **病理所见** —

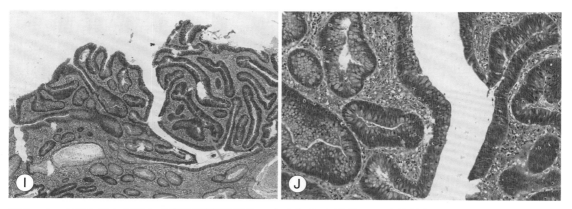

图 I、J （ESD 标本）腺上皮排列呈管状结构，上皮细胞呈柱状，细胞核拉长呈杆状，基底侧排列，核分裂象明显，胞质黏液含量不等，部分腺管见不规则分支结构（绿色箭头），间质重度炎症反应，见红细胞渗出。

病理诊断 （降结肠）管状腺瘤（低级别异型增生，局灶高级别异型增生）。

（病理注释：陈振煜）

Case 5	70 岁 男性	检查目的	间断腹泻 5 月余
		部　位	乙状结肠
		肉眼分型	0 - Ⅰs

（病例提供　中国人民解放军总医院第一医学中心　穆晨）

— 内镜所见 —

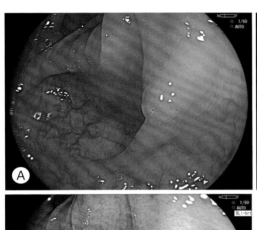

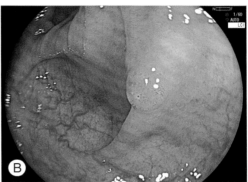

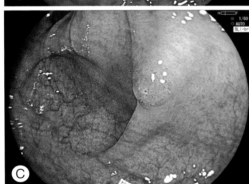

图 A　乙状结肠可见直径约 0.4 cm 大小 0 - Ⅰs 型息肉，白光下病变颜色与背景黏膜相似，局部区域略发红，边界显示不清。

图 B　LCI 模式下病变略微发红的黏膜被强调，增加了与背景黏膜对比度，边界较白光显示清晰，易辨识。

图 C　BLI 非放大模式下息肉表面呈均匀棕色，NICE 分型 type 2。

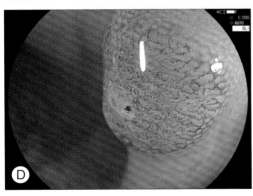

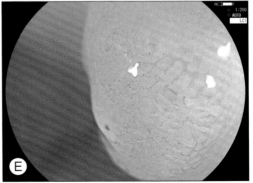

图 D　BLI 放大模式下可见微血管呈规则的网格状，表面结构未见明显不规则表现，中央发白区域微血管及表面结构观察不清，JNET type 2A。

图 E　LCI 放大下亦可见规则网格状微血管及规则表面结构，与 BLI 放大所见一致，符合 JNET type 2A 表现。

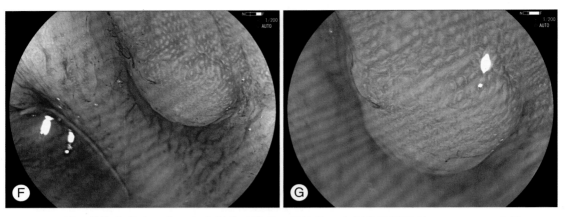

图 F、G 结晶紫染色放大观察可见大部分腺管开口呈管状，少部分呈椭圆形，pit pattern 分型 ⅢL。

内镜诊断 乙状结肠息肉，0－Ⅰs 型；pit pattern ⅢL 型；JNET type 2A。

— 病理所见 —

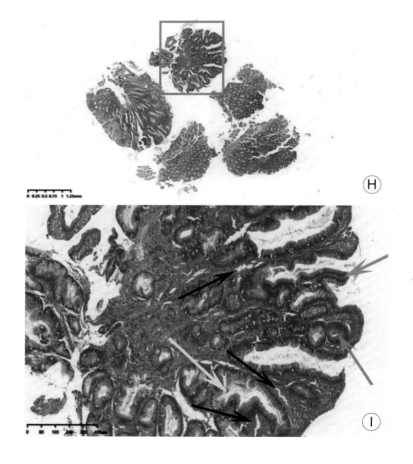

图 H （活检标本）低倍镜下见相对正常的大肠黏膜及一块腺瘤组织（红框）。

图 I 高倍镜下见腺上皮呈管状排列（红色箭头），局部形成绒毛状结构（绿色箭头）；上皮细胞呈柱状，细胞核呈长杆状，基底侧排列，核质比约 50%；杯状细胞减少；部分管腔轻度扭曲（黄色箭头）。

备注：注意表面上皮下方区域管径增粗的微血管切面（黑色箭头），这些微血管绕行在黏膜浅层的腺管周围，在 BLI 模式放大下可被清晰观察到，形成类似网格样形态。

病理诊断 （乙状结肠）低级别管状-绒毛状腺瘤。

（病理注释：袁静）

		检查目的	体检
Case 6	72 岁 男性	部　位	直肠
		肉眼分型	0-Ⅰs

（病例提供　中山大学附属第一医院　张宁）

— 内镜所见 —

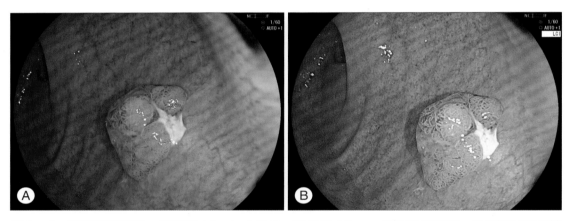

图 A、B　直肠下段可见一宽基型（0-Ⅰs）息肉，直径约 1.5 cm，表面呈结节样，局部区域充血发红，可见片状糜烂，覆白苔；LCI 模式下息肉表面轮廓及边界更加清晰，辨识度提高。

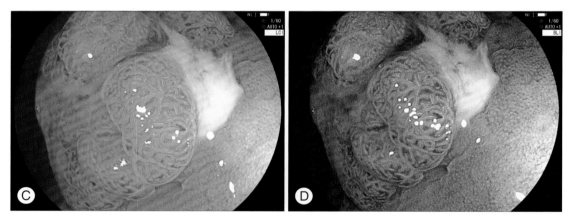

图 C、D　LCI/BLI 结合放大观察，可见结节隆起区域整齐规则的管状、脑回状 ⅢL·Ⅳ 型 pit 样表面结构，pit 周围微血管口径及分布尚规则，JNET type 2A。

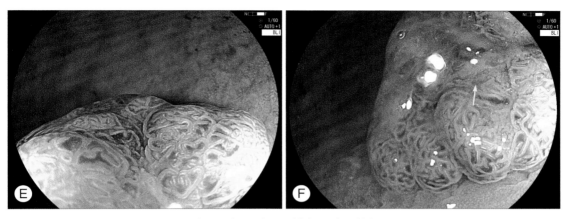

图 E、F 凹陷区域 LCI/BLI 放大观察，大部区域可见管状、脑回状的 ⅢL · Ⅳ型 pit 样表面结构及规则的微血管，符合 JNET type 2A 表现；小部分区域（黄色箭头）表面结构及微血管欠规则，排列不整齐，符合 JNET type 2B 表现。

内镜诊断 直肠息肉，0－Ⅰs 型，JNET type 2A。

一 病理所见 一

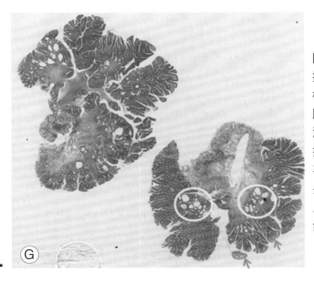

图 G （EMR 标本）腺上皮排列呈管状及绒毛状结构，上皮细胞呈柱状，细胞核增大深染。肿瘤部分深部腺体可见管腔呈囊性扩张改变（黄色区域），绒毛顶部间质肿胀（红色箭头），血管扩张明显。切片中水平切缘未见肿瘤组织残留。

病理诊断 （直肠）管状绒毛状腺瘤。

（病理注释：陈振煜）

	54 岁	检查目的	体检
Case 7	女性	部　　位	乙状结肠
		肉眼分型	0-Ⅰs

（病例提供　中山大学附属第一医院　张宁）

― 内镜所见 ―

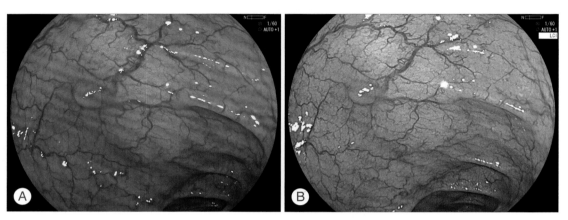

图 A、B　乙状结肠见一直径约 8 mm 的 0-Ⅰs 型息肉；对比白光及 LCI 图像，白光模式下息肉颜色与背景黏膜色调接近，内镜检查容易被漏诊，LCI 模式下整体视野更加明亮，且病变和背景黏膜的色调对比增大，从而使病变在视野中更加凸显，更易发现。

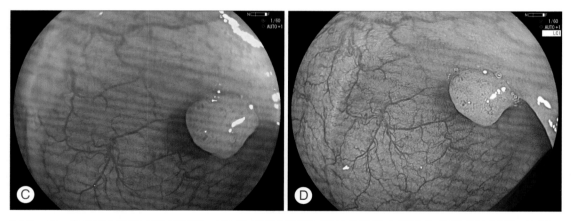

图 C、D　白光及 LCI 模式近景观察，LCI 模式下病变表面微结构及微血管较白光模式强调更加清晰，可见规则的表面血管及结构。

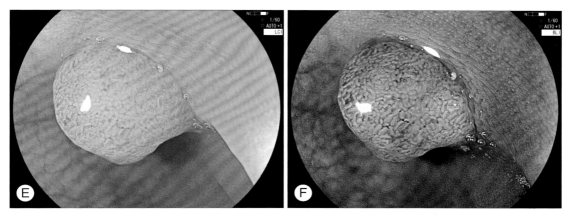

图 E、F BLI 及 LCI 放大模式下均清晰可见管状的 ⅢL 型 pit 样表面结构，以及围绕 pit 的规则微血管，诊断为 JNET type 2A。 相比于 LCI，BLI 模式窄带光发光比率更强，对于血管及表面结构的强调更加明显，更适合放大观察。

内镜诊断 乙状结肠息肉，0－Ⅰs 型，JNET type 2A。

— 病理所见 —

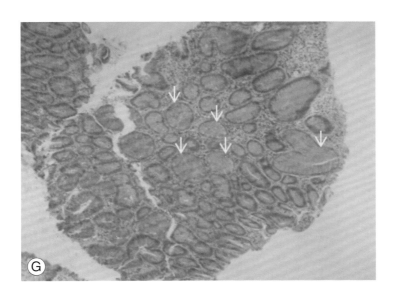

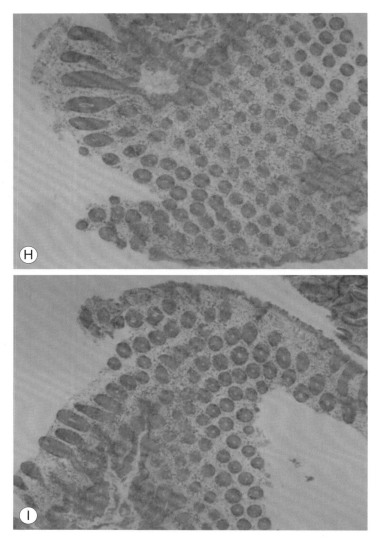

图 G~I （活检标本）腺上皮排列呈管状结构，上皮细胞呈柱状，细胞核拉长呈杆状，基底侧排列，核质比低；腺上皮之间见杯状细胞分布；管腔切面呈较规则的椭圆形，间质轻度水肿。 切片中可见少量非肿瘤性肠腺切面（黄色箭头）。

病理诊断　（乙状结肠）管状腺瘤（低级别异型增生）。

（病理注释： 陈振煜）

Case 8	46 岁 男性	检查目的	体检
		部 位	乙状结肠
		肉眼分型	0-Is

（病例提供　中国人民解放军总医院第五医学中心　闵敏）

— 内镜所见 —

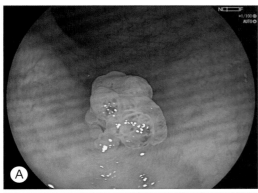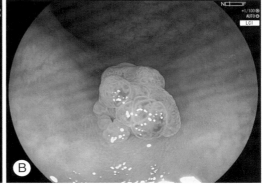

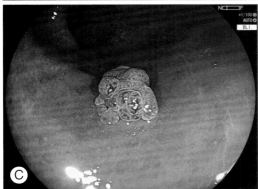

图 A~C　乙状结肠可见一直径约 1.0 cm 广基隆起型病变，0-Is 型，白光下（图 A）可见病变表面呈结节分叶状，局部区域黏膜充血，基底部边缘局部区域呈小颗粒样；相比于白光模式，LCI 模式（图 B）下可见病变整体结构更加凸显易观察；BLI 模式下（图 C）表面结构及微血管被强调更加清晰，结合放大内镜便于对病变性质行进一步判断。

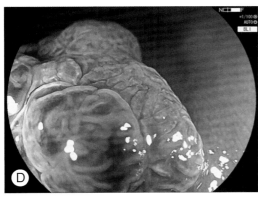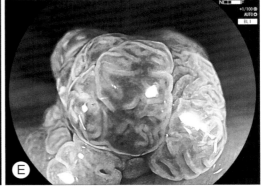

图 D、E　BLI 模式下放大观察，可见规则管状及树枝状 IIIL·IV 型 pit 样表面结构，pit 周围血管结构也清晰可见，符合 JNET type 2A 型表现。

内镜诊断　乙状结肠腺瘤，0–Ⅰs，JNET type 2A。

― 病理所见 ―

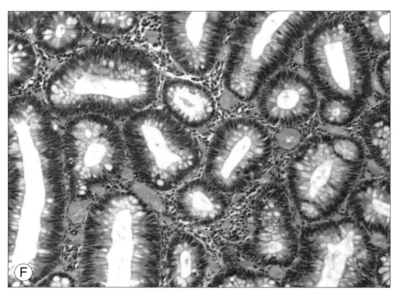

图 F　（切除标本）腺上皮排列呈管状结构，上皮细胞呈柱状，细胞核拉长呈杆状，基底侧排列，胞质见含量不等黏液。

病理诊断　（乙状结肠）管状腺瘤（低级别异型增生）。

（病理注释：陈振煜）

		检查目的	体检
Case 9	54 岁 女性	部　位	乙状结肠
		肉眼分型	0-Ⅱa

（病例提供　广西壮族自治区人民医院　蒋长秀）

─ 内镜所见 ─

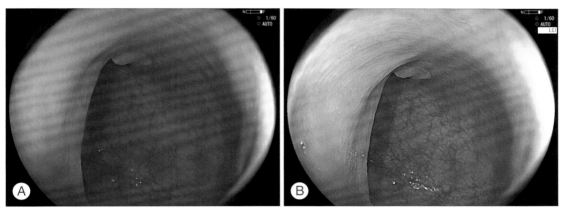

图 A、B　乙状结肠可见一直径约 1.2 cm 宽基息肉，表面似呈分叶状，对比白光及 LCI 远景图像，可见 LCI 模式下即使远景区域也具有高亮视野，同时远景区域背景黏膜下血管网被很好地强调，提升了病变的辨识度，保证内镜检查中更加快速准确发现病变。

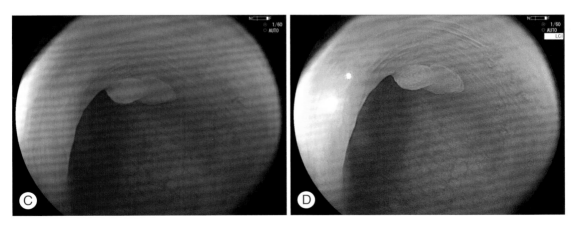

图 C、D　白光和 LCI 模式中景观察，可见息肉宽基无蒂，0-Ⅰs 型，表面光滑呈分叶状；白光模式下息肉颜色与背景黏膜相近，LCI 模式通过色彩扩张增加了病变与背景黏膜之间的色差，使病变整体得以强调，边界更加清晰，辨识度提高。

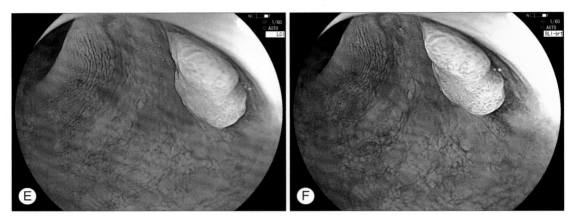

图 E、F LCI/BLI 联合靛胭脂染色，可见规则的管状腺管开口，pit pattern type ⅢL。

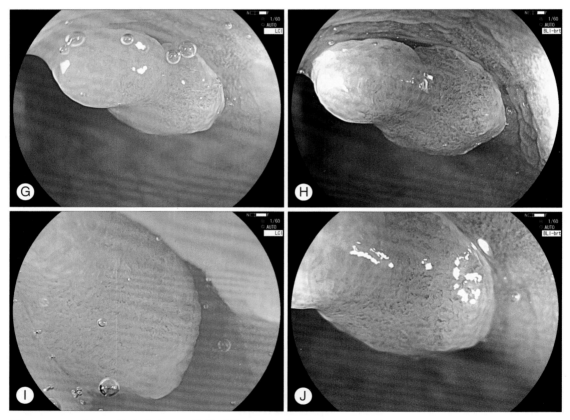

图 G~J BLI 及 LCI 放大观察，两种模式均可以清晰观察病变表面管状ⅢL型 pit 样表面结构，以及围绕 pit 的网格状微血管结构，JNET type 2A。

内镜诊断　　乙状结肠腺瘤，0－Ⅱa 型，JNET type 2A。

— 病理所见 —

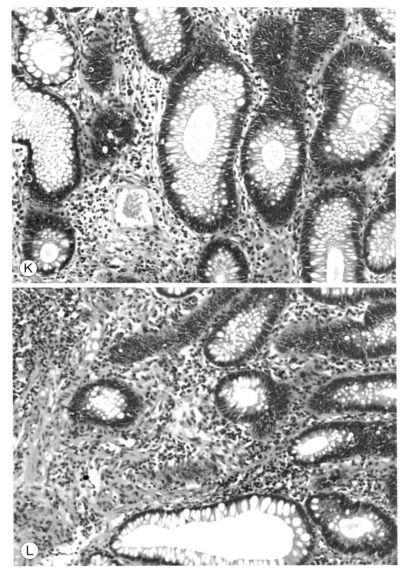

图 K、L （切除标本）腺上皮排列呈管状结构，上皮细胞呈柱状，细胞核拉长呈杆状，基底侧排列，核分裂象不明显，胞质黏液丰富，核质比低，间质中度炎症反应。

病理诊断 （乙状结肠）管状腺瘤（低级别异型增生）。

（病理注释： 陈振煜）

Case 10	65 岁 男性	检查目的	发现直肠息肉 1 月余
		部 位	直肠
		肉眼分型	0－Ⅱa［LST－G（M）］

（病例提供 中国人民解放军总医院第一医学中心 穆晨）

― 内镜所见 ―

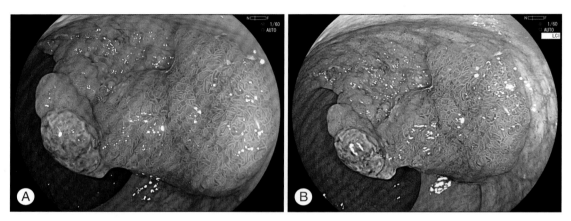

图 A 白光下可见直肠侧向发育型肿瘤，累及管腔 1/2 周，表面结节大小不一，LST－G（M）；局部区域可见坏死，有白苔附着。

图 B LCI 模式下，病变与周围黏膜色彩比对增强，边界勾勒更加清晰，尤其视野左上方较平坦区域病变范围更容易观察；病变表面呈红黄相间色调，局部凹陷区域色调发白，考虑为表面血管不规则所致，需结合放大进一步观察。

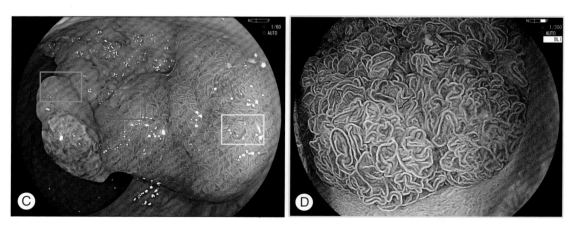

图 C 分别对结节及凹陷目标区域进行重点观察。

图 D 对图 C 黄框区域行 BLI 中度放大观察，可见树枝状、脑回状的Ⅳ型 pit 样表面结构，以及围绕 pit 整齐的微血管，可以诊断 JNET type 2A。

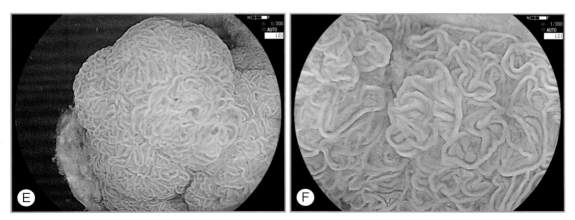

图 E、F LCI 模式下对图 C 绿框区域进行放大观察，树枝状、脑回状的Ⅳ型 pit 样表面结构，以及围绕 pit 整齐的微血管在 LCI 放大模式下也清晰可见，符合 JNET type 2A 表现。 强放大可对可疑区域进行更加细致观察，此区域中度和强放大诊断一致。

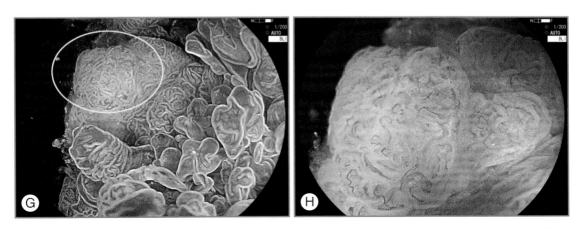

图 G BLI 模式下对图 C 红框凹陷区域放大观察，可见绒毛状、树枝状Ⅳ型 pit 样表面结构，微血管较规则；视野左上方小结节样隆起（黄色圈），中度放大下血管及表面结构略有不整。

图 H BLI 对图 G 黄圈中小结节区域进一步强放大观察，可见微血管增粗、拉长，跨越上皮结构，形态不规则，表面结构也不规则，符合 JNET type 2B 表现。

内镜诊断 直肠侧向发育型肿瘤，LST - G（M）。

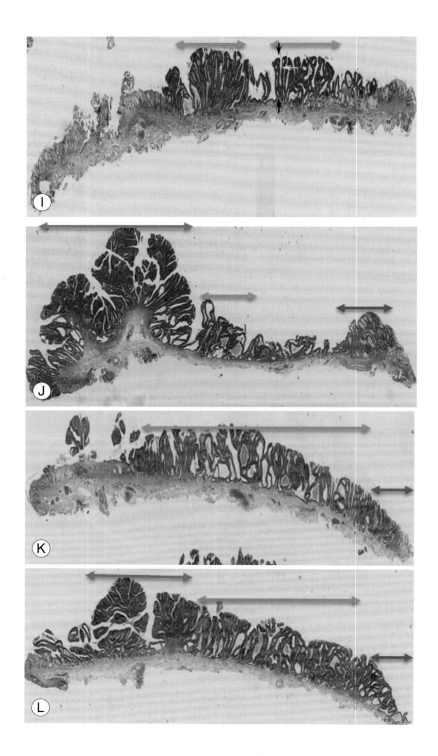

图I~L （ESD标本）低倍镜下见肿瘤呈多结节状隆起性生长；其中可见管状-绒毛状腺瘤成分（绿色箭头所示区域）、管状腺瘤成分（蓝色箭头所示区域）以及绒毛状腺瘤成分（红色箭头所示区域）。绒毛状腺瘤的腺上皮围绕纤维血管轴心生长，呈"绒毛"状，且"绒毛"的长度：宽度> 3∶1（黄色箭头示宽度，黑箭头示长度）。

备注：覆白苔部分未窥及腺管、微血管，无表面结构，初步考虑为炎性改变而非肿瘤性病变。通过组织切片还原得以证实。

病理诊断 （直肠）低级别管状-绒毛状腺瘤。

（病理注释：袁静）

Case 11	72 岁 男性	检查目的	常规体检
		部　位	直肠
		肉眼分型	0 - Ⅱ a [LST - G (M)]

〔病例提供　中国人民解放军总医院第一医学中心　王赞滔〕

— 内镜所见 —

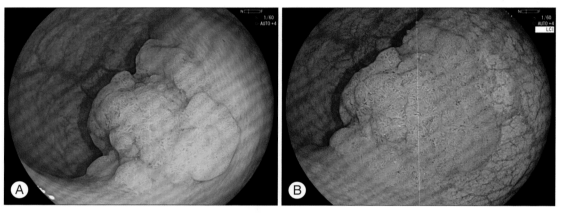

图 A　直肠一侧向发育型肿瘤，白光下可见病变表面结节形成，大小不一，局部区域轻度充血，诊断为 LST - G (M)。

图 B　LCI 模式下病变表面色彩强调明显，白光下轻度充血区域呈现为点状红黄相间色彩，病变与背景黏膜色差增强，边界更加明显，尤其是边缘较平坦病变的区域范围更易辨识。

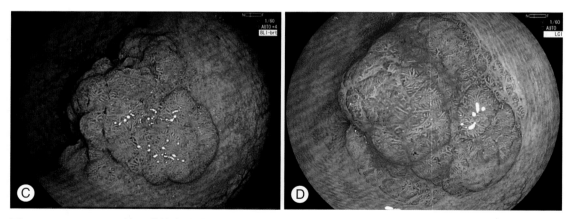

图 C、D　BLI - brt、结晶紫染色非放大观察，可见病变大部分区域呈规则血管及表面结构，结晶紫染色可见管状腺管开口，pit pattern ⅢL 型。

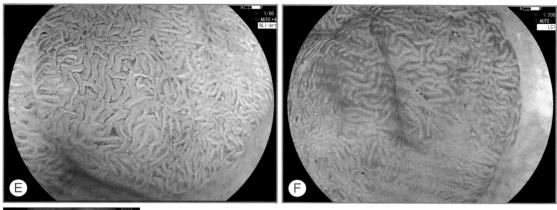

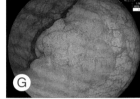

图 E～G 病变红色方框区域 BLI 模式及结晶紫染色放大观察，BLI 模式下可见管状ⅢL型 pit 样表面结构以及围绕 pit 的规则微血管，JNET type 2A；结晶紫放大观察可见 pit pattern ⅢL 表现，与 BLI 模式下诊断一致。

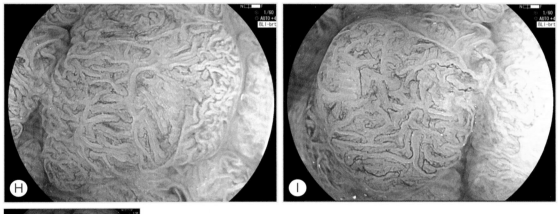

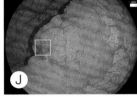

图 H～J 病变大结节处（黄色方框区域）BLI 模式强放大观察，可见局部区域表面结构不整齐，微血管结构不规则跨越了上皮结构，考虑为 JNET type 2B。

内镜诊断　　直肠侧向发育型肿瘤，LST‑G（M），JNET type 2A（局部呈 type 2B）。

病理所见

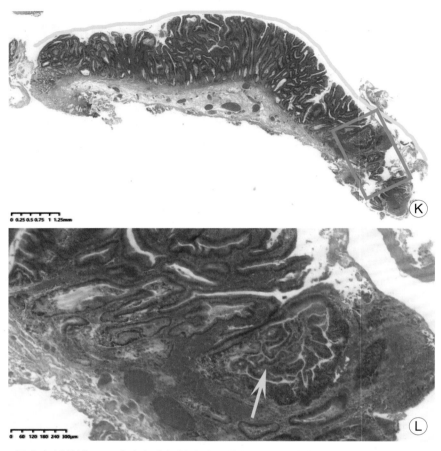

图K （ESD 标本）低倍镜下见肿瘤为隆起性病变，黄线区域为肿瘤组织。 其中绿框内肿瘤异型性较显著。

图L 高倍镜下见绿框内腺体结构复杂，大的腺腔内见细小乳头状结构（黄色箭头），并见肿瘤细胞呈卵圆形，细胞核明显增大，极向消失，核质比＞ 50%。

病理诊断 （直肠）管状腺瘤，局部呈高级别异型增生（WHO 分类）/黏膜内癌（日本分类）。

（病理注释： 袁静）

		检查目的	腹痛查因
Case 12	82 岁 女性	部　位	直肠
		肉眼分型	0 - Ⅱa［LST - G（M）］

（病例提供　苏州大学附属第二医院　于广秋）

— 内镜所见 —

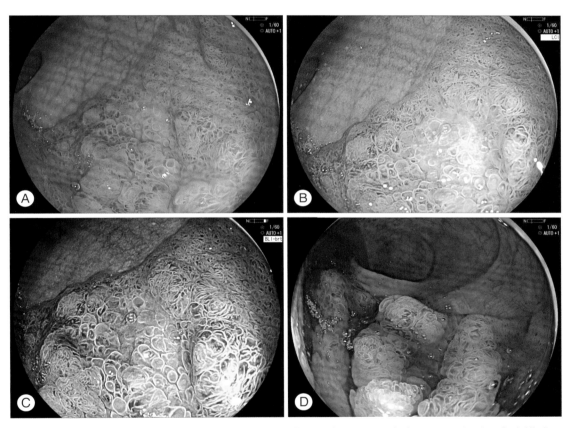

图 A～D　病变为直肠侧向发育型肿瘤，表面呈结节状，大小不均一，考虑 LST - G（M），白光模式下（图 A）可见病变表面充血，中央凹陷，隆起及中央凹陷区域可见大小不等的绒毛状结构；LCI 模式（图 B）色彩被强调，结节隆起处充血明显，呈紫红色，中央凹陷处呈黄白色，病变轮廓更加凸显，隆起及凹陷处可见清晰的绒毛样Ⅳ型 pit 样表面结构，周围平坦区域可见管状及树枝状ⅢL · Ⅳ型 pit 样结构，围绕 pit 的微血管显示也更加清晰；BLI 模式（图 C）下所见与 LCI 一致；靛胭脂染色（图 D）吸气状态下见病变形态可随充气量调整而变化，提示病变较为柔软，考虑局限于黏膜层。

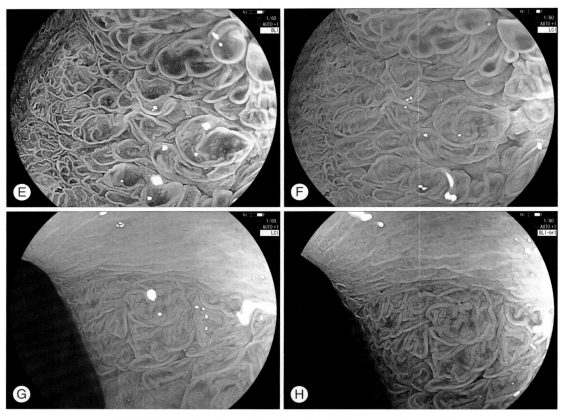

图 E~H BLI 及 LCI 放大模式下观察，均可见绒毛状及脑回状的Ⅳ型 pit 样表面结构，未见明显不规则微血管区域，可诊断为：JNET type 2A。

内镜诊断 直肠侧向发育型肿瘤，LST－G（M）。

— **病理所见** —

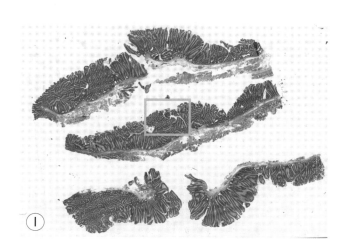

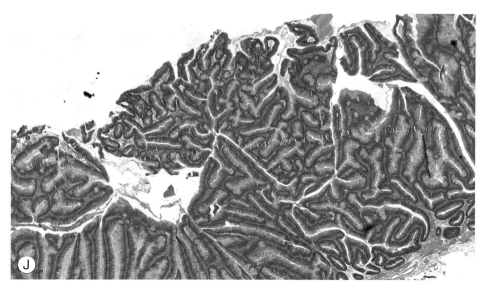

图Ⅰ、J （ESD 标本）腺上皮排列呈管状及绒毛状结构，上皮细胞呈柱状，细胞核呈长杆状，基底侧排列，胞质黏液含量不等，核质比约 50%；部分管腔内可见异位隐窝灶。

病理诊断 （直肠）管状绒毛状腺瘤（低级别异型增生）。

（病理注释： 陈振煜）

Case 13	男性 69岁	检查目的	结肠息肉精查
		部　位	直肠
		肉眼分型	0 – Ⅱa［LST – G（M）］

（病例提供　中国人民解放军总医院第五医学中心　闵敏）

— 内镜所见 —

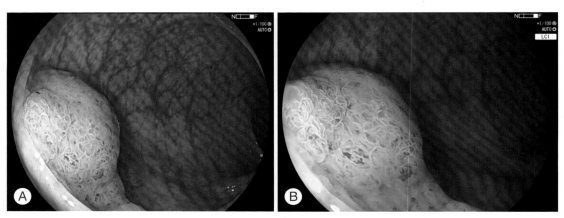

图A、B　白光（图A）及LCI（图B）图像可见直肠一直径约3.0 cm侧向发育型肿瘤，表面可见粗大结节隆起，呈分叶状，黏膜点片状充血，表面结构呈绒毛状Ⅳ型pit样，与白光模式相比，LCI模式下病变色彩对比增强，表面结构更加凸显，易辨识。

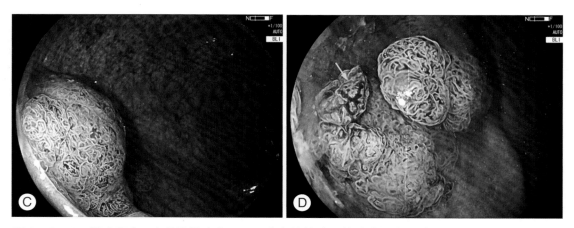

图C、D　BLI模式观察，充分暴露病变，可见病变整体边界较清晰，表面结节大小不一，为LST – G（M）；放大观察，粗大结节处可见较为规则脑回状、绒毛状Ⅳ型pit样表面结构，JNET type 2A，小结节大部分区域可见绒毛状pit样表面结构，局部区域表面结构不规则（黄色箭头），微血管扭曲、扩张，血管管径不一，呈JNET type 2B表现。

内镜诊断　　直肠侧向发育型肿瘤，LST–G（M），JNET type 2A（局部 type 2B）。

― 病理所见 ―

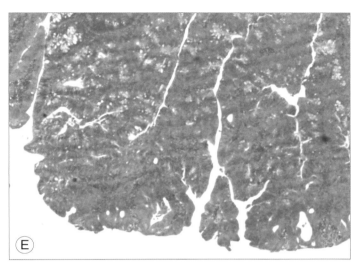

图 E　（ESD 标本）绒毛状结构的上皮之间有深裂隙样改变，腺上皮之间可见较多的异位隐窝结构，提示病变可能源自传统锯齿状腺瘤，传统锯齿状腺瘤发生高级别异型增生。

病理诊断　　（直肠）绒毛状管状腺瘤，局灶呈高级别异型增生。

（病理注释：陈振煜）

Case 14	女性 54 岁	检查目的	息肉精查
		部　位	直肠
		肉眼分型	0-Ⅱa［LST-G(H)］

（病例提供　中国人民解放军总医院第五医学中心　闵敏）

― 内镜所见 ―

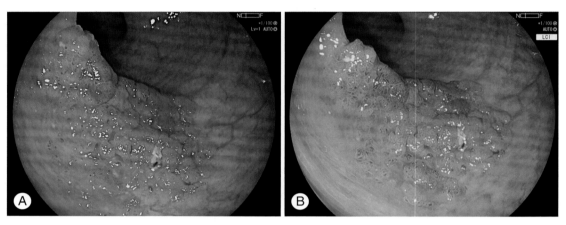

图A　白光图像可见直肠一直径约 3.0 cm 侧向发育型肿瘤，表面呈颗粒状，大小较为均一，呈 LST-G(H)，且白光下病变黏膜整体颜色与背景黏膜相近，病变边界显示不清，不易观察。

图B　LCI 模式下黏膜色彩扩张，病变充血区域更加凸显，病变与背景黏膜色差增大，病变范围更加清晰，边界易辨识，同时窄带光成像使病变微细结构得以强调，病变表面凹凸，颗粒等整体轮廓更加凸显，整体形态更加易把握。

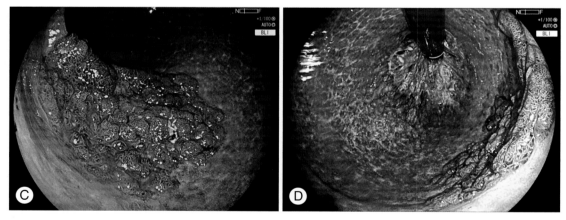

图C、D　BLI 模式下对病变行非放大观察，病变位于直肠下段，通过顺镜及倒镜观察可更加全面掌握病变范围，病变整体为深褐色，表面呈均一颗粒状，边界清晰。

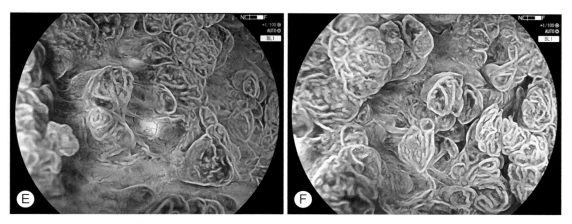

图 E、F BLI 中放大观察可见规则的脑回状及绒毛状Ⅳ型 pit 样表面结构，周围微血管较为规则，可诊断为 JNET type 2A。

内镜诊断　　直肠侧向发育型肿瘤，LST－G（H）。

— 病理所见 —

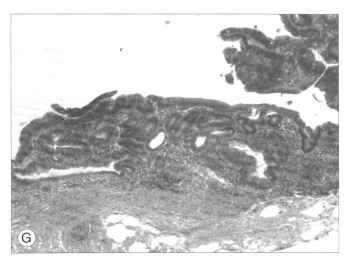

图 G　（ESD 标本）腺上皮排列呈管状及绒毛状结构，上皮细胞呈柱状，细胞核拉长呈杆状，基底侧排列，胞质嗜酸性，间质中度炎症反应。

病理诊断　　（直肠）管状绒毛状腺瘤（低级别异型增生）。

（病理注释：陈振煜）

Case 15	男性 56 岁	检查目的	结肠息肉精查
		部　位	升结肠
		肉眼分型	0－Ⅱa［LST－NG（F）］

（病例提供　中国人民解放军总医院第一医学中心　穆晨）

— **内镜所见** —

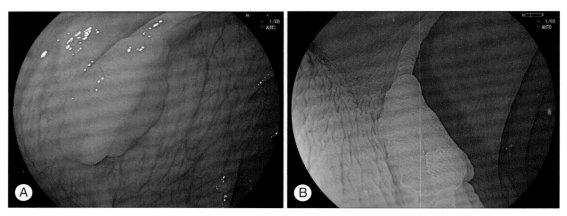

图A、B　白光模式下于升结肠见一侧向发育型肿瘤，直径约 2 cm，病变较平坦，表面光滑，LST－NG（F），调节充气量，可见病变可随管腔充气量的变化而变化，提示病变柔软，局限于黏膜层。

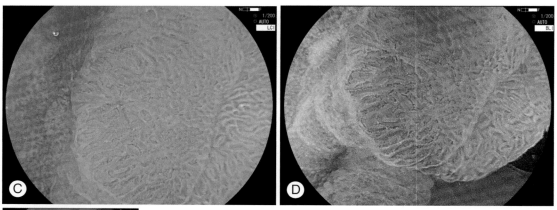

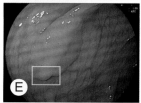

图C～E　应用 LCI 及 BLI 模式对病变肛侧区域（黄色框）行放大观察，可见管状及树枝状的ⅢL 型 pit 样表面结构，围绕 pit 的微血管也清晰可见，诊断为 JNET type 2A。

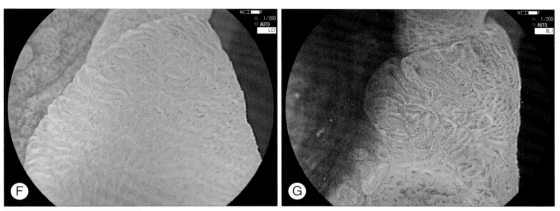

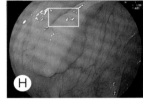

图 F～H LCI 及 BLI 模式对病变口侧区域（黄色框）放大观察，两种模式放大所见一致，未见明显不规则表面结构及血管结构，符合 JNET type 2A 表现。

内镜诊断 升结肠侧向发育型肿瘤，LST‐NG（F），JNET type 2A。

― 病理所见 ―

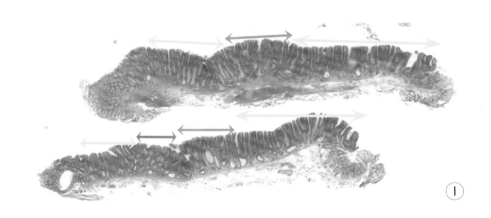

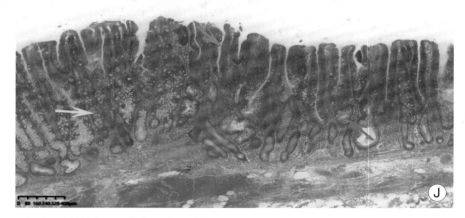

图 I （ESD 标本）低倍镜下见肿瘤呈隆起性病变，可见管状腺瘤成分、绒毛状腺瘤成分及管状-绒毛状腺瘤成分（图 I，依次分别用红色、黄色、蓝色箭头所示范围）。

图 J 高倍镜下见肿瘤占据腺管的中上区域，呈管状或绒毛状排列，腺管下方可见非肿瘤性腺体，呈现"双层"结构特点。 肿瘤细胞呈柱状，细胞核呈长杆状，靠近基底侧排列，核质比约 50%，胞质部分呈嗜酸性（绿色箭头），肿瘤上皮间散在分布杯状细胞（红色箭头）及微小泡样黏液细胞（黄色箭头）。

病理诊断　　（升结肠）低级别管状-绒毛状腺瘤。

（病理注释：袁静）

		检查目的	便血查因
Case 16	男性 87 岁	部　　位	直肠
		肉眼分型	0 - Ⅱa（LST - NG）

（病例提供　内蒙古科技大学包头医学院第二附属医院　年媛媛）

― 内镜所见 ―

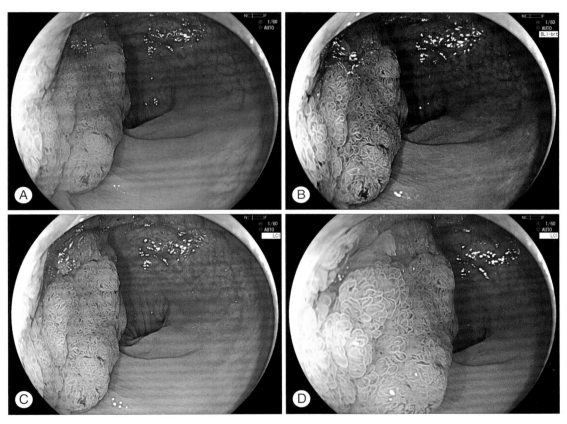

图 A~C　直肠距肛门 4~8 cm 可见一"盘"样隆起，远端贴近肛管近侧缘，病变大小约 3.5 cm ×
3 cm，中央略凹陷、局部区域充血，边缘隆起，诊断为 LST - NG；与白光及 BLI 模式相比，LCI 模式视
野更加明亮，病变色彩强调，使病变整体及表面轮廓更易观察及判断。
图 D　LCI 近距离观察，病变表面结构被凸显，可见清晰的绒毛状Ⅳ型 pit 样表面结构。

第二章　大肠息肉与大肠癌　57

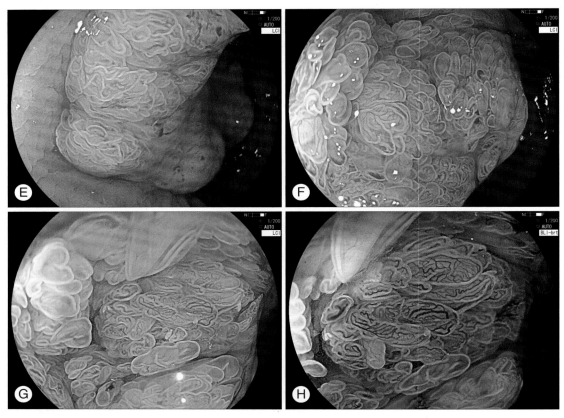

图 E~H LCI 及 BLI 对病变边缘及中央凹陷区域放大观察，两种模式放大观察均可见病变表面微结构规则整齐，呈Ⅳ型 pit 样改变，表面微血管未见明显不规则或消失区域，可诊断为 JNET type 2A。

— **病理所见** —

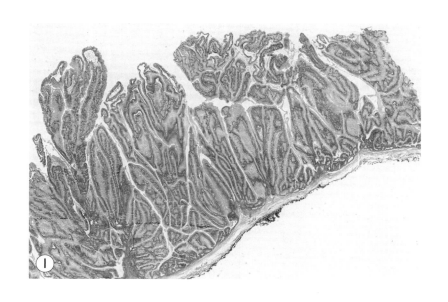

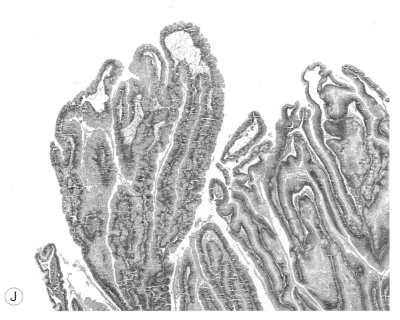

图I、J （ESD标本）腺上皮排列呈绒毛状结构，上皮细胞呈柱状，细胞核拉长呈杆状，基底侧排列，核分裂象不明显，胞质黏液丰富，核质比低，间质中度炎症反应。

病理诊断 （直肠）绒毛状腺瘤（低级别异型增生）。

（病理注释： 陈振煜）

（病例提供　云南省第一人民医院　何旭）

— 内镜所见 —

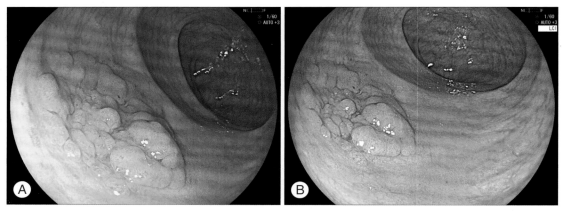

图 A 白光模式下于直肠见一直径约 2 cm 扁平隆起病变，表面凹凸不平，可见大小不等结节形成，诊断为 LST-G（M），病变与周围黏膜色差较小，故白光模式下边界不易准确判断。

图 B LCI 模式下通过对色彩的强调及扩张，增加了病变与背景黏膜的对比，使病变更加凸显，边界清晰易辨识。

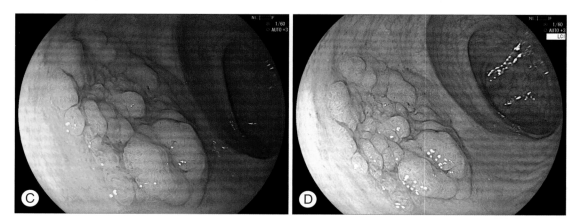

图 C、D 白光及 LCI 模式非放大近距离观察，见病变表面呈大小不一的颗粒状，周边混杂有较大的结节，黏膜局部易出血，LCI 模式下视野更加明亮，病变边界及表面轮廓勾勒更加清楚，黏膜大部分区域颜色呈点状红黄混杂，未见明显白色区域。

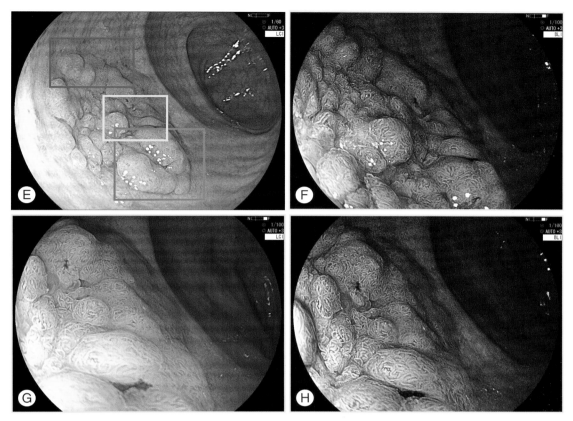

图 E　对病变口侧粗大结节、病变中央及肛侧进一步重点观察。

图 F~H　病变中央（图 E 黄框区域）略凹陷，内部可见颗粒状突起伴球形结节生成，BLI 及 LCI 放大观察，结节及颗粒样隆起处可见树枝脑回状Ⅳ型 pit 样表面结构，围绕 pit 周围的微血管也清晰可见，JNET type 2A。

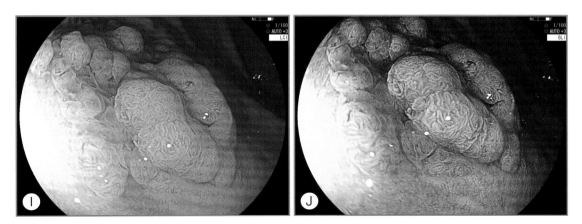

图 I、J　病变口侧粗大结节处（图 E 红框区域）放大观察，BLI 及 LCI 放大模式下均可见结节表面脑回状Ⅳ型 pit 样表面结构，未见明显不规则表面结构及血管。

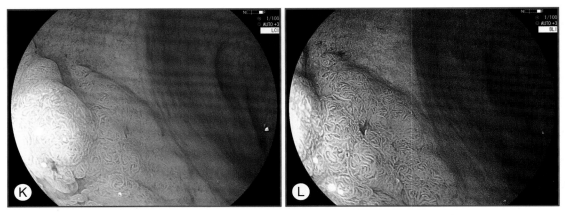

图 K、L 病变肛侧区域（图 E 蓝框区域）放大观察，BLI 及 LCI 观察结果一致，放大区域可见树枝状 IV 型 pit 样规则表面结构，其周围微血管结构亦未见明显不规则区域，诊断为 JNET type 2A。

内镜诊断 直肠侧向发育型肿瘤，LST‑G（M），JNET type 2A。

— 病理所见 —

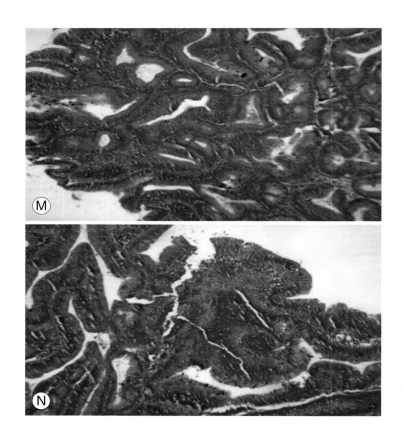

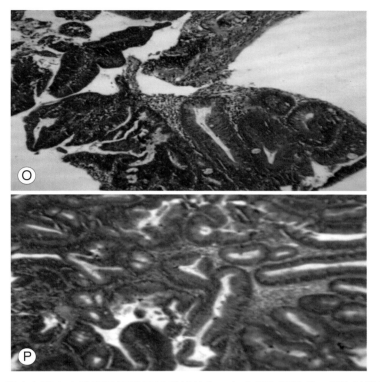

图 M~P （ESD 标本）腺上皮排列呈管状及绒毛状结构，上皮细胞呈柱状，细胞核拉长呈杆状，基底侧排列，胞质嗜酸性，核质比低，间质中度炎症反应。

病理诊断 （直肠）管状绒毛状腺瘤（低级别异型增生）。

（病理注释： 陈振煜）

Case 18	女性 82岁	检查目的	腹痛查因
		部　位	直肠
		肉眼分型	0-Ⅱa［LST-N(G)］

（病例提供　苏州大学附属第二医院　于广秋）

— **内镜所见** —

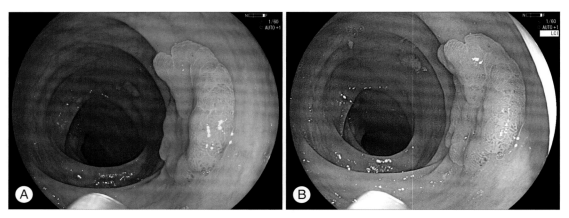

图 A　直肠见一直径约 1.5 cm 侧向发育型肿瘤，表面未见明显结节形成，LST-NG，病变周围隆起，边界清晰，中央略凹陷局部区域轻度充血。

图 B　LCI 模式下视野更加明亮，色彩强调使病变更加凸显，白光下轻度充血区域在 LCI 模式下呈现红黄相间色彩，中央凹陷区无明显褪色改变。

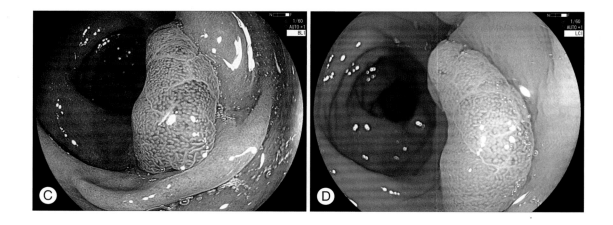

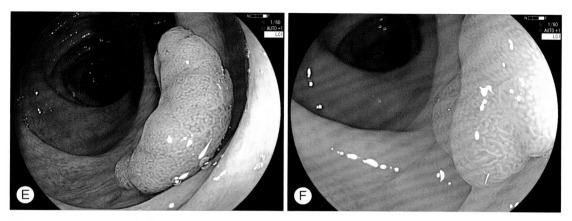

图 C～F BLI 及 LCI 联合靛胭脂染色放大观察，BLI 弱放大模式下可见管状ⅢL型 pit 样表面结构，pit 周围规则的微血管被明显强调，可诊断为 JNET type 2A；LCI 模式下病变表面结构以及微血管结构清晰显现，易观察，所以与 BLI 放大一致，未见明显不规则区域。

内镜诊断 直肠侧向发育型肿瘤，LST‐N（G），JNET type 2A。

— 病理所见 —

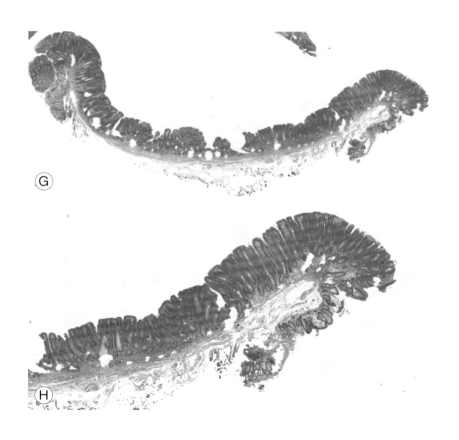

图 G、H （ESD 标本）腺上皮排列呈管状结构，上皮细胞呈柱状，细胞核呈长杆状，基底侧排列，胞质嗜酸性，切片中水平切缘未见肿瘤组织残留。

病理诊断 （直肠）管状绒毛状腺瘤（低级别异型增生）。

（病理注释：陈振煜）

Case 19	55 岁 男性	检查目的	查体
		部　位	结肠
		肉眼分型	0－Ⅰsp

（病例提供　广西壮族自治区人民医院　蒋长秀）

— 内镜所见 —

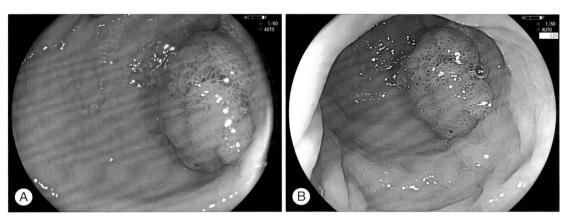

图 A、B　直肠可见一直径约 2 cm 的 0－Ⅰsp 型息肉，有亚蒂，表面略凹凸不平，局部发红，无糜烂，无紧满感，无明显分叶。 LCI 模式下病变色彩进一步被强调，充血区域呈现紫红色，表面凹凸感更加明显。

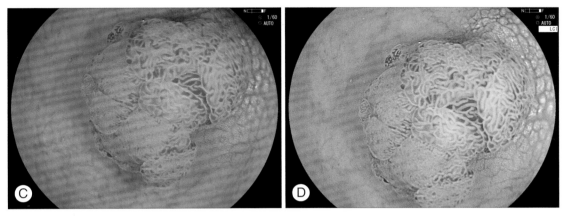

图 C、D　白光及 LCI 近距离观察，局部充血及结节隆起区域可见树枝状及脑回样 Ⅳ 型 pit 样表面结构，周围微血管规则，LCI 模式下表面结构及血管较白光强调更加明显，周围正常黏膜可见鸡皮样改变。

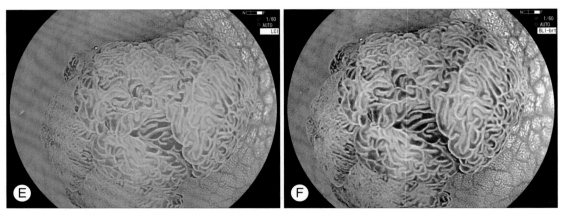

图E、F LCI 及 BLI 放大观察，树枝状及脑回样Ⅳ型 pit 样表面结构及其周围微血管清晰可见，BLI 及 LCI 所见一致，内镜诊断为 JNET type 2A。

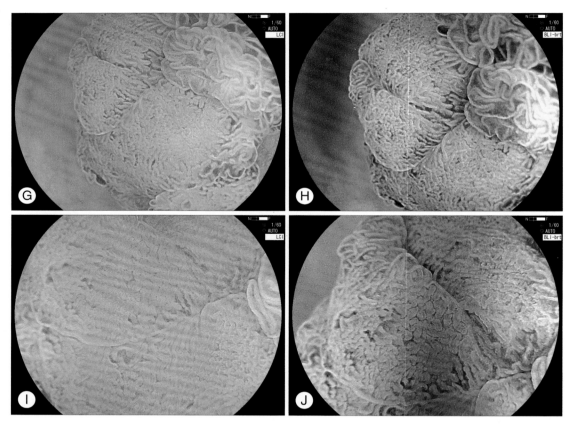

图 G~J LCI 及 BLI 模式下对无明显充血区域行放大观察，两种模式下均可见管状ⅢL型 pit 样表面结构，周围微血管规则呈网格样排列，BLI 模式下对于表面结构及血管的强调更加明显。 放大所见符合 JNET type 2A 表现，可进一步行内镜下治疗。

内镜诊断　　乙状结肠息肉，0-Ⅰsp 型。

── 病理所见 ──

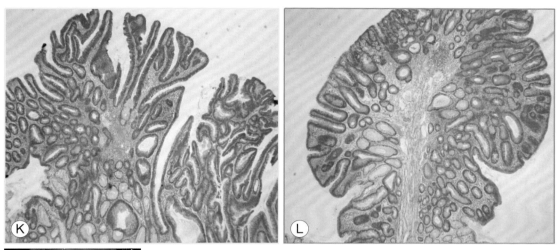

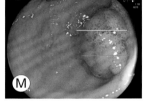

图 K、L　异型腺上皮排列呈管状结构及绒毛状结构，上皮细胞呈柱状，细胞核拉长呈杆状，间质中度炎症反应。 考虑为管状绒毛腺瘤。

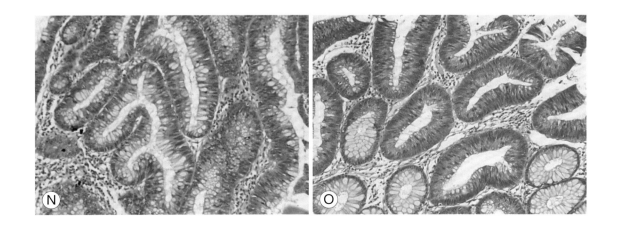

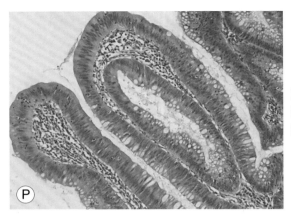

图 N~P 腺上皮呈柱状，核拉长呈杆状，胞质黏液含量不等，部分腺上皮胞质嗜酸性，可见核分裂象，核质比约 50%，间质中度炎症反应。

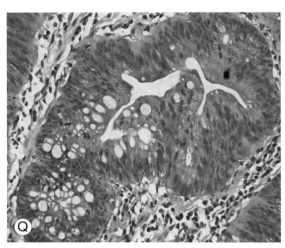

图 Q 腺上皮呈柱状，核拉长呈杆状，可见核复层排列，可见核分裂象，胞质黏液缺失，嗜酸性，核质比高，部分管腔内折扭曲，间质中度炎症反应，考虑为管状腺瘤（高级别异型增生）。

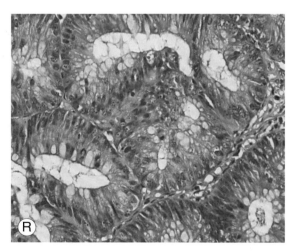

图 R 腺上皮呈柱状，核拉长呈杆状，胞质黏液含量不等，部分腺上皮胞质嗜酸性，可见核分裂象，核质比约 50%，腺上皮散在杯状细胞，间质中度炎症反应，考虑管状腺瘤（低级别异型增生）。

病理诊断 （乙状结肠）绒毛-管状腺瘤（低级别异型增生，局部高级别异型增生）。

（病理注释：陈振煜）

第三节 锯齿状病变

　　锯齿状病变(serrated lesion)是形态学上具有锯齿状(星状或波浪状)结构的一组异质性上皮病变,2010 年 WHO 对锯齿状病变进行了分类(表 2-6),包括增生性息肉(hyperplastic polyp,HPs)、无蒂锯齿状腺瘤/息肉(sessile serrated adenoma/polyps,SSA/P)、传统锯齿状腺瘤(traditional serrated adenoma,TSA)三种类型[1](表 2-7)。越来越多的 SSA/P 恶变的组织学及分子生物学证据表明,SSA/P 被认为是锯齿状病变相关大肠癌的早期前驱病变,SSA/P 主要发生在右侧结肠伴有 B-RAF 突变和高甲基化,被认为是微卫星不稳定性阳性大肠癌先兆病变[2-4]。有报道,高达 30% 的 CRC 是通过锯齿状通路发展而来[4]。

　　由于 SSA/P 形态较为平坦,且颜色与背景黏膜相似或褪色,传统的白光内镜检查较难发现、容易漏诊,因此被认为是大肠镜检查预防近端大肠癌失败的主要原因。有相关报道提示,5%~7% 的间期癌均来源于 SSA/P[5]。最新随机对照临床试验表明[6],新型图像增强技术 LCI 与白光相比能够显著提高 SSA/P 检出,有希望成为 SSA/P 检出更加敏感、有效的手段。

表 2-6　大肠锯齿状病变分类(WHO 分类)

增生性息肉(hyperplastic polyp,HP)
- 微泡型(microvesicular,MVHP)
- 杯状细胞丰富型(goblet-cell rich,GCHP)
- 黏液缺乏型(mucin-poor,MPHP)

无蒂锯齿状腺瘤或息肉(sessile serrated adenoma/polyp,SSA/P)
- 无异型增生 SSA/P
- 有异型增生 SSA/P

传统型锯齿状腺瘤(traditional serrated adenoma,TSA)

表 2 - 7　锯齿状病变特征比较

特征	HPs	TSA	SSA/P
发生比例（SA中）	75% 以上	< 5%	15% ~ 20%
好发部位	左侧结肠及直肠	多发于左半结肠	多发于右半结肠
大小	< 5 mm 多见		> 5 mm 多见
颜色	褪色调~背景同色调	发红	褪色调~背景同色调
形态	无蒂平坦	有蒂/亚蒂隆起多见	无蒂平坦
表面性状	平滑	/	平滑
边界	花瓣状	/	不明了
黏液帽	无	无	有
LCI 所见	轻度发红/发白	深红色	轻度发红/发白
BLI/NBI 放大所见	背景同色，血管不可见 JNET type 1	深褐色，叶脉状血管 JNET type 2A	背景同色，血管及表面结构扩张 JNET type 1
色素放大所见	pit Ⅱ型	pit Ⅲ$_H$型、Ⅳ$_H$型	pit 开Ⅱ型、Ⅲ$_H$型
异型增生	无	有	有
恶性潜能	无	有	有

注：pit Ⅲ$_H$型、Ⅳ$_H$型为藤井分型。

参考文献

[1] Snover DC，Ahnen D，Burt R，et al. Serrated polyps of the colon and rectum and serrated polyposis WHO classification of tumours of the digestive system. Lyon（France）：IARC，2010：160 - 165.

[2] Higuchi T，Sugihara K，Jass JR. Demographic and pathological characteristics of serrated polyps of colorectum [J]. Histopathology，2005,47：32 - 40.

[3] Kambara T，Simms LA，Whitehall VL，et al. BRAF mutation is associated with DNA methylation in serrated polyps and cancers of the colorectum [J]. Gut，2004,53：1137 - 1144.

[4] Leggett B，Whitehall V. Role of the serrated path way in colorectal cancer pathogenesis [J]. Gastroenterology，2010，138（6）：2088 - 2100.

[5] IJspeert JE，van Doorn SC，van der Brug YM，et al. The proximal serrated polyp detection rate is an easy-to-measure proxy for the detection rate of clinically relevant serrated polyps [J]. Gastrointest Endosc，2015,82：870 - 877.

[6] Fujimoto D，Muguruma N，Okamoto K，et al. Linked color imaging enhances endoscopic detection of sessile serrated adenoma/polyps [J]. Endoscopy International Open，2018,6（3）：E322 - E334.

		检查目的	腹痛查因
Case 1	73 岁 男性	部　　位	升结肠
		肉眼分型	0 - Ⅱa［LST - NG（F）］

（病例提供　苏州大学附属第二医院　于广秋）

— 内镜所见 —

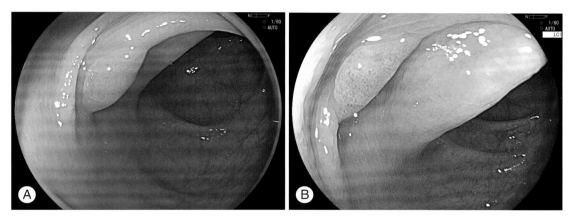

图 A、B　升结肠见一直径约 1.2 cm 扁平息肉 LST - NG（F），表面光滑，有少量透明黏液附着，白光下息肉整体略发白，与背景黏膜色差不明显；与白光模式相比，LCI 模式整体观察视野更明亮，病变与周围黏膜色差对比增强，边界也更加清晰，辨识度增强。

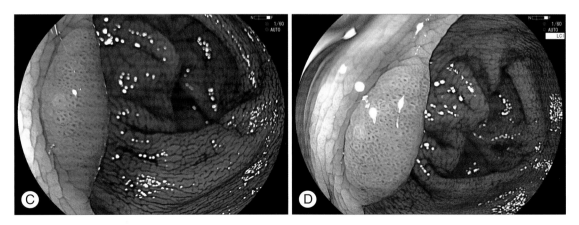

图 C　靛胭脂染色放大观察，可见开大的呈蜂窝样、星芒状腺管开口，工藤分型：type 开Ⅱ型，符合 SSA/P 内镜下表现。

图 D　LCI 联合靛胭脂染色放大，视野更加明亮，腺管开口形态强调得更加清晰。

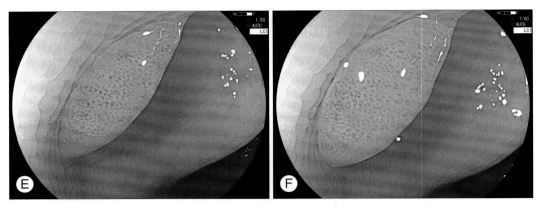

图 F、F LCI 模式放大观察，病变边界清晰，可见显著的红黄混合区域。 黄色点状开Ⅱ型 pit 样表面结构周边可见显著的红色血管区域，形态规则，符合 JNET type 1 表现。

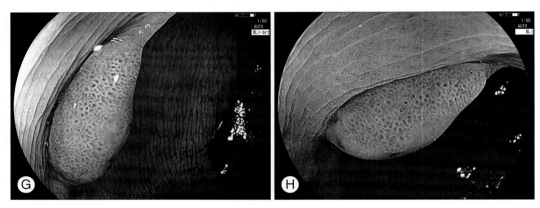

图 G、H BLI - brt、 BLI 放大观察可见规则的表面结构呈开Ⅱ型 pit 样改变，JNET type 1 型。

内镜诊断　升结肠侧向发育型肿瘤，LST - NG（F），pit pattern 开Ⅱ型，JNET type 1。

— 病理所见 —

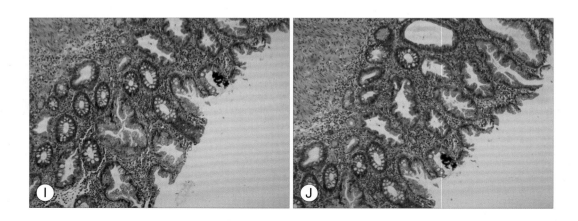

图 I、J （切除标本）部分腺管呈锯齿样改变，内衬微小泡型黏液细胞及少量杯状细胞，腺管基底部可见扩张，腺上皮无异型性，符合无蒂锯齿状病变 SSL（不伴细胞异型增生）。

病理诊断 （升结肠）无蒂锯齿状病变 SSL（不伴细胞异型增生）。

（病理注释：陈振煜）

Case 2	女性 46 岁	检查目的	结肠息肉精查
		部 位	升结肠
		肉眼分型	0－Ⅱa［LST－NG（F）］

（病例提供　中国人民解放军总医院第五医学中心　闵敏）

一 内镜所见 一

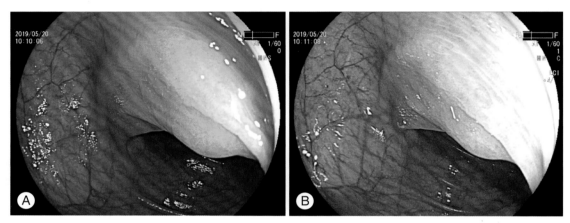

图 A　白光模式，升结肠可见一扁平侧向发育型病变，直径约 1.5 cm，病变与周围黏膜色调一致，表面覆淡黄色黏液，分界不清。

图 B　LCI 模式下可见病变处黏膜色泽较周围黏膜发白，血管纹理不清晰。

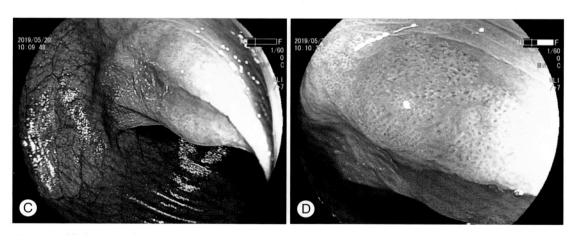

图 C　BLI 模式下可见病变表面黏液成红色。

图 D　BLI 放大模式观察，病灶处血管结构不清晰，表面可见开Ⅱ型 pit 样表面结构，符合 JNET type 1 表现。

内镜诊断　　升结肠侧向发育型肿瘤，LST－NG（F），JNET type 1。

　—　病理所见　—

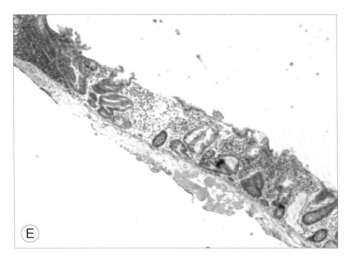

图 E　（ESD 标本）腺管锯齿化明显，全层可见，基底部可见不规则水平扩张，腺上皮未见明显异型性。　固有层见灶性淋巴细胞浸润。

病理诊断　　（升结肠）无蒂锯齿状病变（SSL）。

（病理注释：陈振煜）

Case 3	男性 50 岁	检查目的	便血查因
		部　位	直肠
		肉眼分型	0-Ⅰp

（病例提供　中国医科大学附属第一医院　张惠晶）

— 内镜所见 —

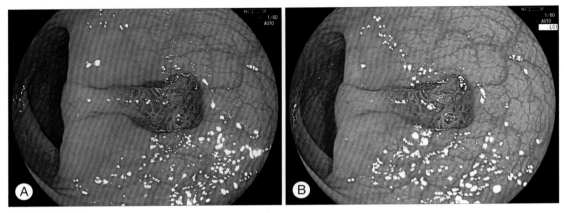

图A、B　白光及 LCI 远景观察，直肠距肛门约 15 cm 处见一枚长蒂息肉，头端大小约 0.6 cm × 1.0 cm，表面充血。 LCI 模式下病变表面结构更加清晰，可见表面绒毛样结构。

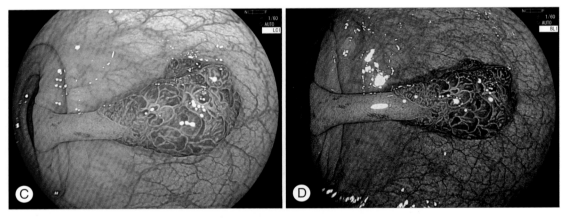

图C、D　BLI 及 LCI 中景观察，病变表面可见绒毛状Ⅳ型 pit 样表面结构，LCI 模式较 BLI 模式更为明亮，中、远距离更加有利于病变观察。

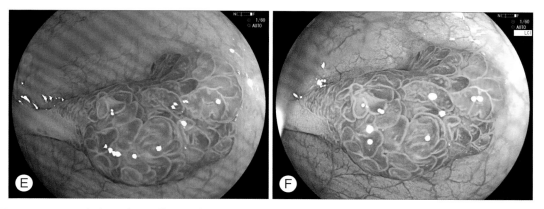

图 E、F LCI 及白光下贴近弱放大观察，LCI 模式下病变表面微结构更加凸显，绒毛状表面结构清晰可见，未见明显不规则表面结构及微血管区域，可诊断为：JNET type 2A。

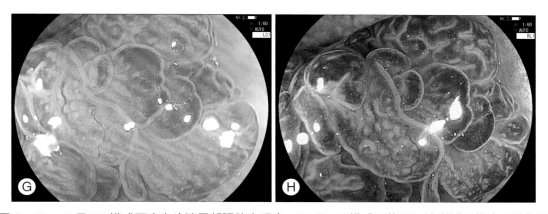

图 G、H LCI 及 BLI 模式下病变头端局部强放大观察，BLI 及 LCI 模式下均可见清晰绒毛样表面结构及分支状叶脉样微血管。

内镜诊断 直肠息肉，0‑Ip 型。

— 病理所见 —

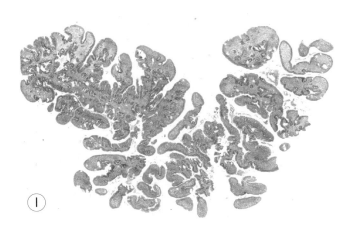

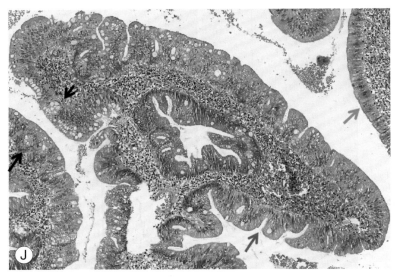

图 I、J （切除标本）腺上皮排列成指状及绒毛状结构，固有层间质水肿伴红细胞渗出，腺上皮为长柱状上皮细胞，细胞核呈细长杆状，位于细胞中央，胞质嗜酸性（绿色箭头），有含量不等的微小泡黏液，上皮间见深裂隙结构；微小泡黏液细胞与杯状细胞呈锯齿样结构排列（蓝色箭头），腺管内可见旋涡样异位隐窝结构（黑色箭头），柱状上皮细胞间见少量杯状细胞分布。 腺上皮未见明显细胞异型增生改变。

病理诊断　　（直肠）传统锯齿状腺瘤（TSA）。

（病理注释：陈振煜）

第四节 炎性息肉

		检查目的	直肠肿物精查并治疗
Case 1	男性 53 岁	部　位	直肠
		肉眼形态	0-Ⅰs

（病例提供　中国人民解放军总医院第一医学中心　穆晨）

— 内镜所见 —

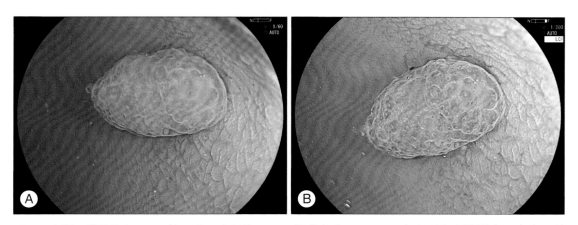

图 A　直肠下段距肛门 3 cm 处可见一直径约 1.0 cm 亚蒂息肉，0-Ⅰs，白光下息肉黏膜表面充血，并可见开大的圆形表面结构。

图 B　LCI 模式整体视野亮度提高，黏膜色彩及表面细微结构被强调，开大的圆形表面结构观察的更加清晰。

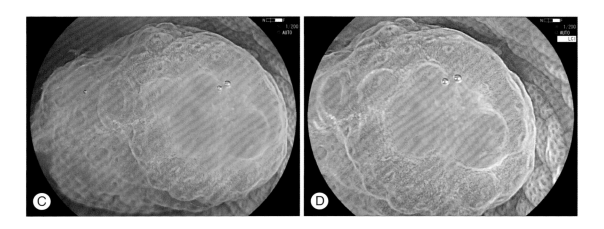

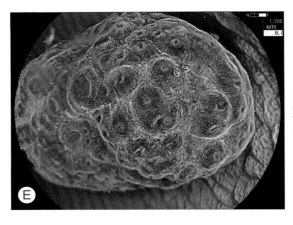

图 C~E　白光、LCI、BLI 三种模式贴近病变放大观察，可见表面结构呈圆形开大，似"猪鼻"样改变。

内镜诊断　　直肠炎性息肉，0-Ⅰs型。

― 病理所见 ―

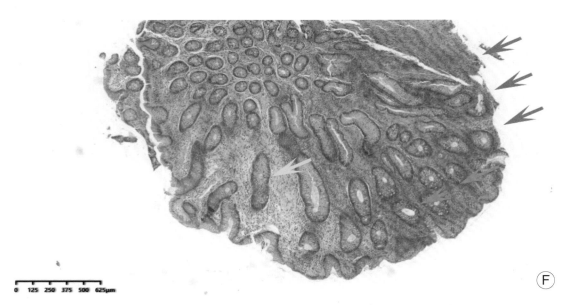

图 F　（切除标本）大肠黏膜呈息肉状生长，少部分表面上皮脱失（红色箭头），部分腺体增生，细胞核略增大（黄色箭头），个别腺体稍扩张，固有层内见较多炎细胞浸润及小血管扩张、充血（蓝色箭头）。

病理诊断　　（直肠）黏膜炎性息肉。

（病理注释：袁静）

Case *2*	女性 54 岁	检查目的	腹痛查因
		部　位	直肠
		肉眼分型	0-Ｉs

（病例提供　复旦大学附属中山医院　陈百胜）

─ 内镜所见 ─

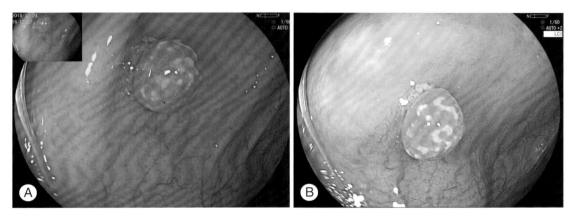

图 A　白光及 LCI 模式下见结肠一宽基息肉，0-Ｉs 型，息肉表面轻度充血发红，可见片状白苔附着；
图 B　LCI 模式下视野更加明亮且色彩对比度增强，息肉与周围正常黏膜边界显示更加清晰。

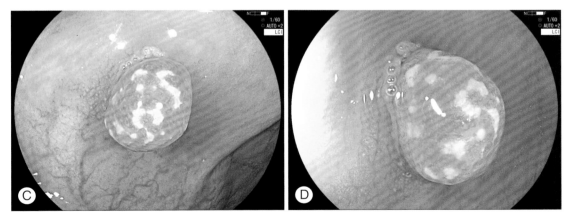

图 C、D　LCI 放大模式下可见Ｉ型 pit 样规则表面结构，符合 JNET type 1 表现。

内镜诊断　　直肠炎性息肉，0-Ｉs 型。

— 病理所见 —

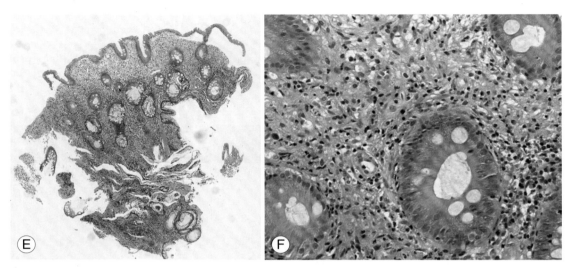

图 E、F （切除标本）固有层增宽，见嗜酸性粒细胞、中性粒细胞及淋巴细胞浸润，部分区域表面上皮缺失，间质内可见肉芽组织，部分腺上皮呈轻度非典型性改变，符合炎性息肉表现。

病理诊断 （直肠）炎性息肉。

（病理注释：陈振煜）

第五节 大肠早癌

		检查目的	直肠占位精查
Case 1	44岁 女性	部 位	直肠
		肉眼分型	0-Ip

（病例提供　中国人民解放军总医院第一医学中心　穆晨）

― 内镜所见 ―

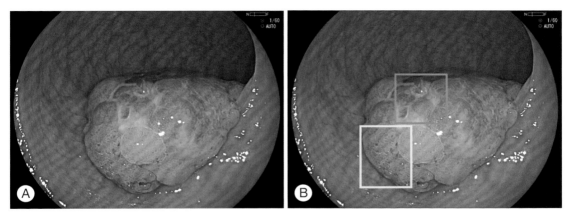

图 A、B 直肠可见一隆起肿物，0-Ip 型，表面凹凸不平，可见结节样隆起，表面充血；局部区域黏膜表面破溃，可见白苔附着，进一步对图 B 所示黄色及红色方框区域行特殊光放大观察。

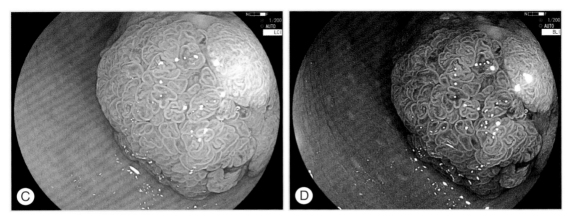

图 C、D 图 B 黄色框区域 LCI 及 BLI 模式下放大观察，此区域黏膜可见绒毛状Ⅳ型 pit 样表面结构，规则整齐，未见明显不规则或消失微血管区域，符合 JNET type 2A 表现。

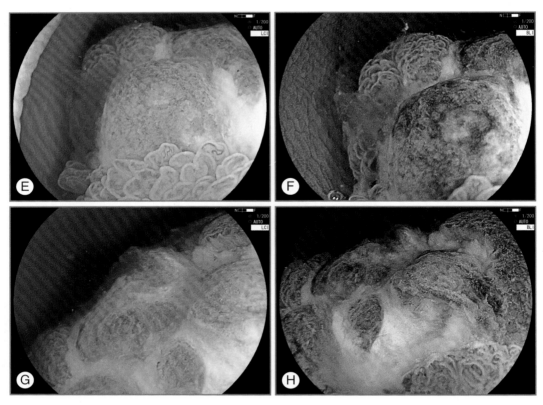

图 E~H 黏膜糜烂处放大观察（图 B 红色框区域），白苔附着处观察不清，其余部分可见表面结构消失，微血管增粗、扭曲，形态不规则，符合 JNET type 3 内镜下表现，考虑有黏膜下深层浸润可能。

内镜诊断　直肠息肉癌变，0-Ⅰp 型，JNET type 3。

— **病理所见** —

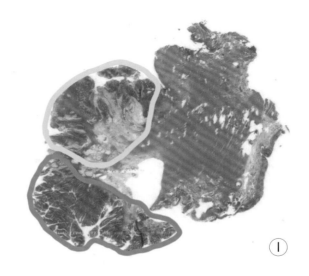

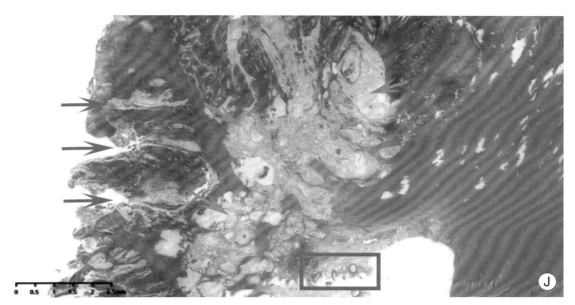

图I、J （活检标本）低倍镜下见腺瘤及黏液腺癌成分。 绿色区域： 绒毛状腺瘤成分。 黄色区域：
黏液腺癌成分及大片黏液湖（蓝色箭头）；并见少许管状腺癌（红框）。 红色箭头： 黏膜层的黏液渗
出（对应内镜下病变表面附着的浑浊黏液）。

　病理诊断　　（直肠）黏膜管状及绒毛状腺瘤，伴部分腺体高级别异型增生及少许区域癌变
（管状腺癌及黏液腺癌）。

（病理注释： 袁静）

Case 2	73 岁 女性	检查目的	腹痛查因
		部　位	直肠
		肉眼分型	0－Ⅱa

（病例提供　中国人民解放军总医院第一医学中心　穆晨）

— 内镜所见 —

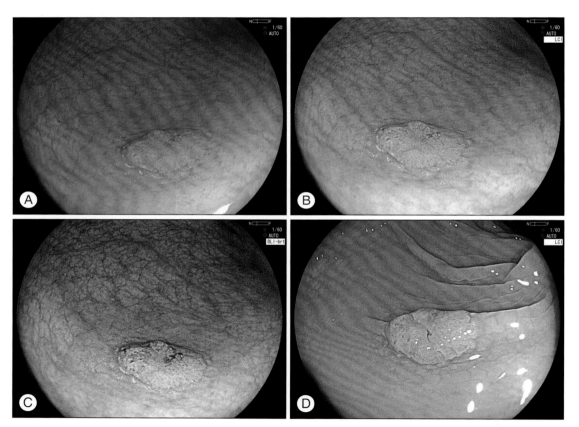

图 A　直肠可见一直径约 1.0 cm 扁平隆起型息肉，中央轻度凹陷，0－Ⅱa＋Ⅱc 型，局部区域黏膜充血，白光下病变与背景黏膜色调一致，辨识度不高。

图 B、C　LCI 模式下视野较白光及 BLI 模式更加明亮，且增强了病变与背景黏膜的色彩对比度，提高了病变辨识度，BLI 模式对黏膜表面结构及血管细节强调更加明显，有助于病变观察。

图 D　调节充气量可见病变可随管壁的变化而变化，提示病变较为柔软，浸润深度较浅。需要注意的是Ⅱc 型即使在病变较小的情况也有可能伴随黏膜下浸润，因此需要特别注意。

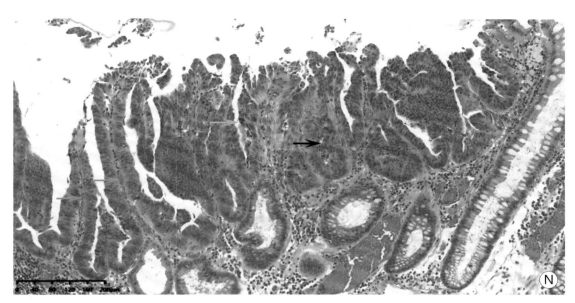

图 N　（ESD 标本）见腺上皮呈绒毛状排列，绒毛内间质见纤维血管轴心（蓝色箭头）；部分肿瘤细胞核增大深染（橙色箭头），核排列拥挤，极性紊乱，胞质嗜酸性，并见腺体结构紊乱、局部成筛状（黑色箭头）。

病理诊断　　（直肠）绒毛状腺瘤伴高级别异型增生（WHO 分类）/黏膜内癌（日本分类）。

（病理注释：　袁静）

Case 3	57 岁 男性	检查目的	腹泻查因
		部　位	横结肠
		肉眼分型	0－Ⅱa（LST－NG）

（病例提供　中国医科大学附属第一医院　张惠晶）

— 内镜所见 —

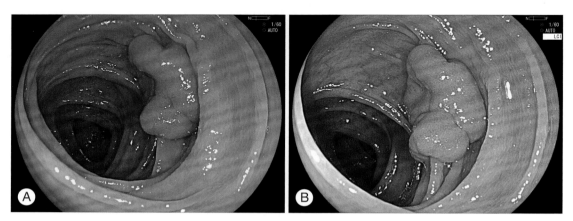

图 A、B　白光下于横结肠中段发现一侧向发育型病变，大小约 2.5 cm × 2.0 cm，中央略凹陷，周边隆起，未见明显结节形成，病变略僵硬，整体似有紧满感；LCI 模式下整体视野更加明亮，病变整体轮廓及表面结构更加清晰，较白光下更易观察。

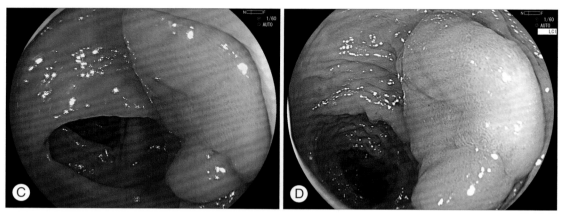

图 C、D　白光及 LCI 近景观察，白光近距离观察，病变表面情况显示不清；LCI 近景观察可见病变周边表面结构规则、排列规整，中央凹陷处局部发红，可见不规则微血管，表面结构观察不清，需结合放大内镜进一步观察。

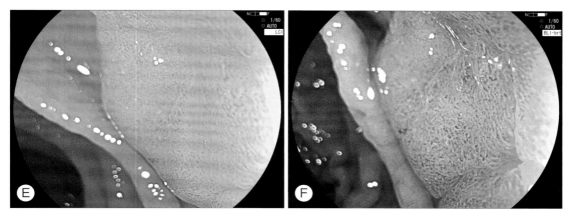

图 E、F　LCI 及 BLI 模式中度放大观察，见病变凹陷处表面结构不规整，微血管结构不整齐，符合 JNET type 2B 改变。

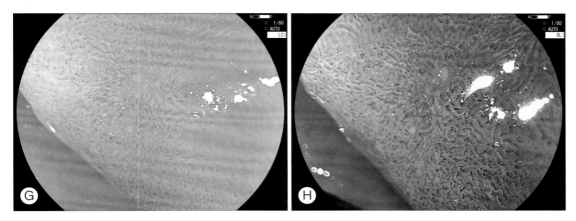

图 G、H　LCI 及 BLI 强放大观察，凹陷处血管排列紊乱，粗细不等，表面结构不整齐，呈 JNET type 2B 表现。

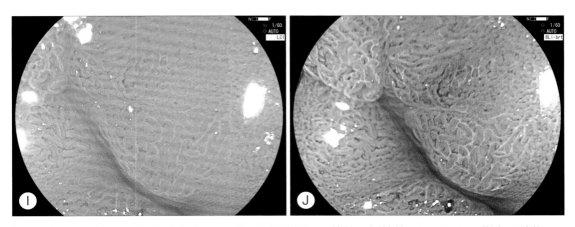

图 I、J　病变非凹陷处强放大观察，LCI 及 BLI 模式均可见管状及树枝状 III L、IV 型 pit 样表面结构。

一 病理所见 一

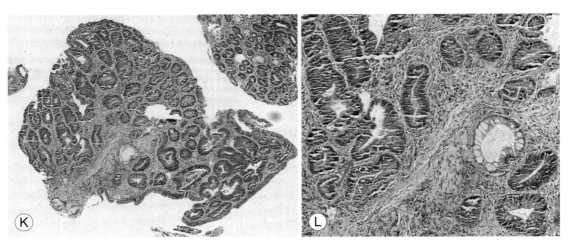

图 K、L （切除标本）腺上皮排列呈管状结构，腺体拥挤排列，部分腺体见扭曲及分支（红色箭头），上皮细胞核大深染，核质比高，间质中度炎症反应，右图右侧区域可见一非肿瘤性肠腺（绿色箭头）。

病理诊断 （横结肠）管状腺瘤（高级别异型增生）——WHO 分类。

（横结肠）高级别腺瘤伴黏膜内非浸润性癌——日本分类。

（病理注释：陈振煜）

内镜观察要点

　　结肠早癌多数为隆起型，观察时要注意充分注气，先对于包含边界线在内的中远景图像进行评价，再对包括腺管在内的近景图像进行评价；对于Ⅵ型腺管，通常白光下很难给出客观评价，而 LCI 模式下通过增强色彩的对比，可以提高非放大模式下对Ⅵ型腺管的判断；放大模式下又可以通过对血管结构和表面结构进行判断，尤其应重点观察病变凹陷处，从而可以对病变做出包括性质及浸润深度在内的综合判断。

		检查目的	腹痛查因
Case 4	82 岁 女性	部　位	直肠
		肉眼分型	0 - Ⅱa (LST - NG)

（病例提供　苏州大学附属第二医院　于广秋）

— 内镜所见 —

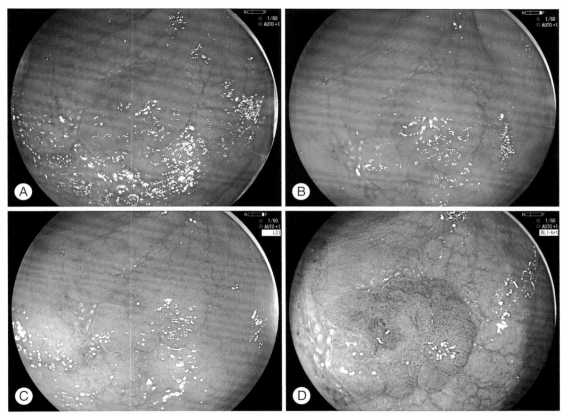

图 A、B　直肠可见一直径约 1.5 cm 扁平隆起型病变，表面较为平坦，未见明显颗粒及结节生成，诊断为 LST - NG，白光下病变与背景黏膜色调相似，不易辨识。

图 C　LCI 模式下病变整体轮廓及色彩被强调，中央发红及凹陷区域更加凸显。

图 D　BLI - brt 模式下病变整体呈现为棕色，病变边界更加清晰。

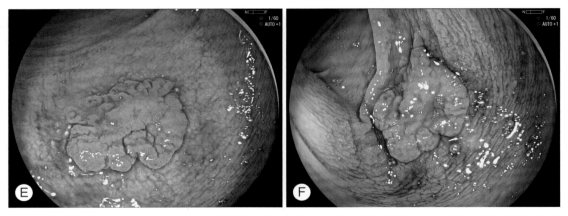

图 E、F 靛胭脂染色后病变边界及整体轮廓更加清晰，调节肠腔气体量，可见病变形态可随管腔形态变化而变化，初步考虑病变无深部浸润。

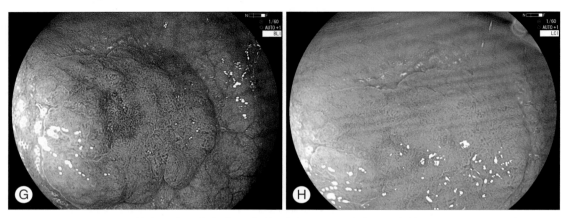

图 G、H BLI 及 LCI 弱放大观察，病变边界清晰，大部分表面结构及微血管结构规则整齐，中央凹陷及周围小结节隆起处，结构及微血管似有不整，需进一步贴近放大观察。

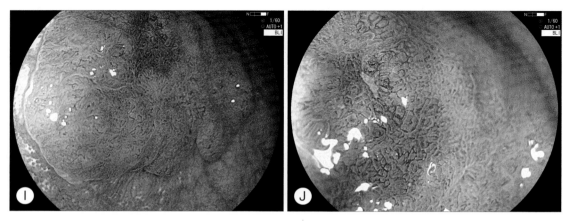

图 I、J BLI 模式下中央凹陷及其周围隆起区域中-强放大观察，可见凹陷处表面结构不整齐，微血管扭曲不规则，符合 JNET type 2B 表现。

— 病理所见 —

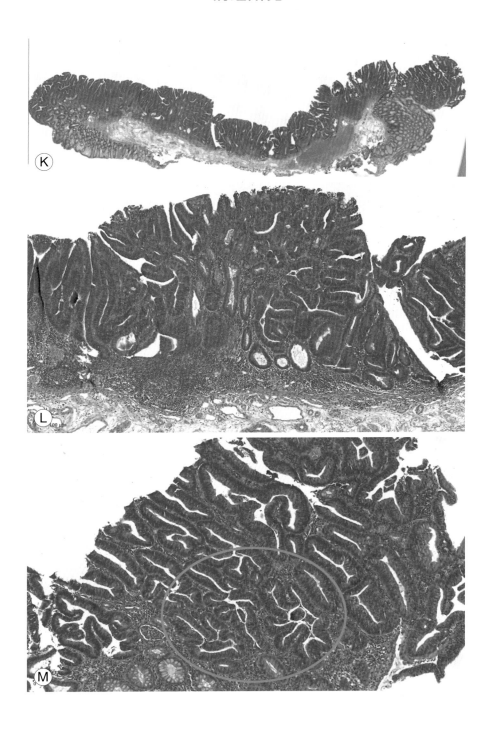

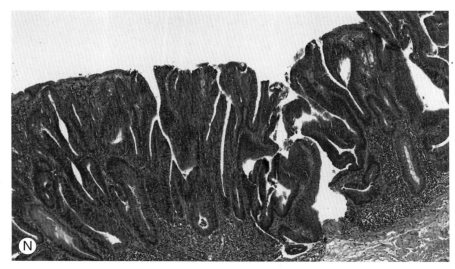

图 K~N （ESD 标本）腺上皮排列呈管状及绒毛状结构，上皮细胞呈柱状，细胞核呈长杆状或纺锤状，深染，核分裂象显著，核质比高，胞质黏液缺失。 肿瘤部分管腔扭曲，可见不规则分支结构（红色区域）。

病理诊断　　（直肠）管状绒毛状腺瘤（高级别异型增生）——WHO 分类。

　　　　　　（直肠）高级别腺瘤伴黏膜内非浸润性癌——日本分类。

（病理注释： 陈振煜）

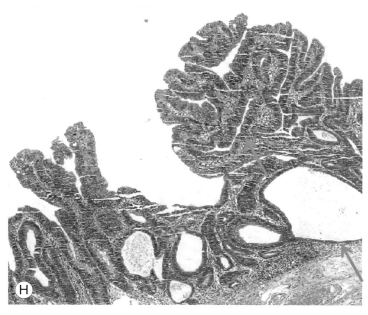

图 G、H （ESD 标本）腺上皮排列呈管状结构，上皮细胞呈柱状，细胞核拉长呈杆状，胞浆黏液缺失，呈嗜酸性，部分腺体管状结构欠规则，可见扭曲分支（绿色箭头），深部腺体可见囊性扩张（红色箭头），腺上皮核质比高，间质中度炎症反应。

病理诊断　　（直肠）管状腺瘤（高级别异型增生）——WHO 分类。

（直肠）腺瘤伴黏膜内非浸润性癌——日本分类。

（病理注释：陈振煜）

内镜观察要点

结直肠大于 1 cm 扁平息肉样病变可诊断为 LST，肉眼下注意表面是否有颗粒结节及结节大小是否均一，是否有凹陷等，按照大肠 LST 亚分型可分为 LST‐G（H）、LST‐G（M）、LST‐G（F）、LST‐G（PD）四个亚型。注意结合放大内镜观察表面腺管结构及微血管结构，根据腺管及微血管结构判断病变浸入深度，决定手术方式。

		检查目的	健康查体
Case 6	52 岁 女性	部　位	直肠
		肉眼分型	0-Ⅱa 型（LST-NG）

（病例提供　重庆医科大学附属第二医院　邓磊）

— 内镜所见 —

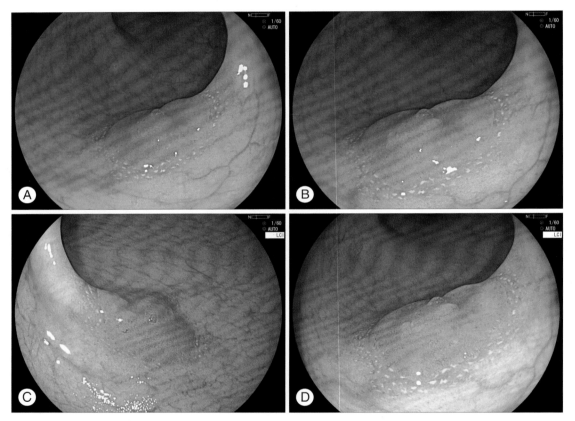

图 A、B　直肠见一直径约 1.2 cm 扁平隆起型病变，中央可见不规则凹陷，轻度充血，中间见小结节样隆起。

图 C、D　相比于白光模式，LCI 模式下病变色彩被强调，与背景黏膜颜色对比明显，整体轮廓更加清晰，表面隆起及凹陷变化更加容易辨识，可见不规则发红凹陷区域周边散在小结节样褪色区域，边界清晰，周围正常黏膜可见鸡皮样改变。

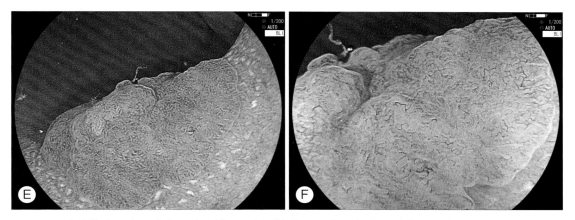

图 E BLI 中度放大观察，病变周边区域可见规则管状ⅢL型 pit 样表面结构及围绕 pit 周围的微血管结构，符合 JNET type 2A 表现。 中央凹陷区域及小结节隆起部分表面结构及微血管结构不整齐，表现为 JNET type 2B。

图 F BLI 强放大观察，中央凹陷及结节隆起处可见不整齐表面结构，微血管扩张、扭曲，诊断为 JNET type 2B。

  内镜诊断 直肠侧向发育型肿瘤，LST‐NG， 0‐Ⅱa 型。

— 病理所见 —

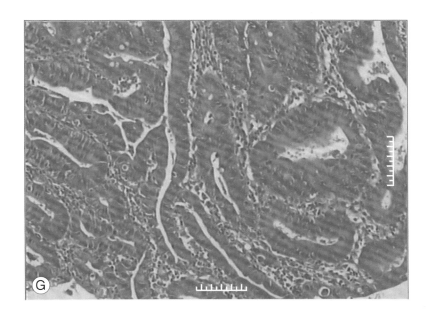

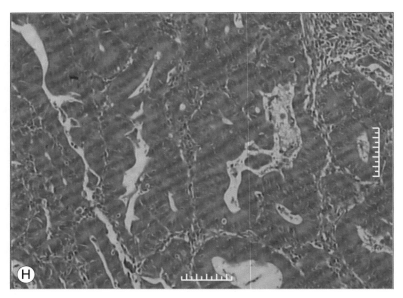

图 G、H （切除标本）肿瘤细胞核大深染，核呈纺锤状及卵圆形，极性紊乱，核分裂象明显，胞质黏液缺失，呈嗜酸性，核质比高。 腺体管状结构不规则，拉长或伴有扭曲，间质中度炎症反应。

病理诊断　（直肠）管状腺瘤（高级别异型增生）——WHO 分类。

　　　　　　（直肠）高级别腺瘤伴黏膜内非浸润性癌——日本分类。

（病理注释： 陈振煜）

Case 7	62 岁 女性	检查目的	结肠息肉复查
		部　位	横结肠
		肉眼分型	0-Ⅰs

（病例提供　中国人民解放军总医院第一医学中心　穆晨）

── 内镜所见 ──

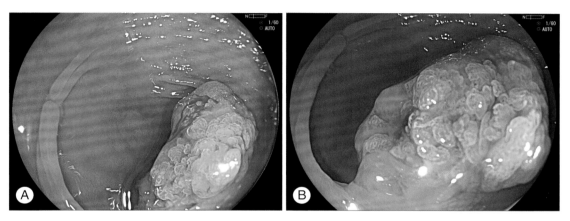

图 A　横结肠近肝曲见大小约 3.0 cm × 3.0 cm，0-Ⅰs 型息肉；表面可见透明状黏液覆盖，局部区域表面黏膜有自发出血。

图 B　近景观察可见表面小片状及乳头样结构。

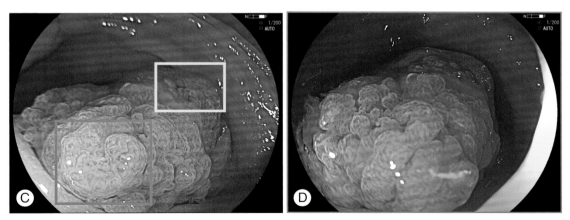

图 C　病变表面凹凸不平，视野近处可见结节样隆起，局部可见沟壑样凹陷；视野远处病变表面凹凸及颗粒感不明显，局部黏膜糜烂，可见自发性出血。

图 D　图 C 红框区域弱放大观察可见管状及脑回状 Ⅲ · Ⅳ 型 pit 样表面结构。

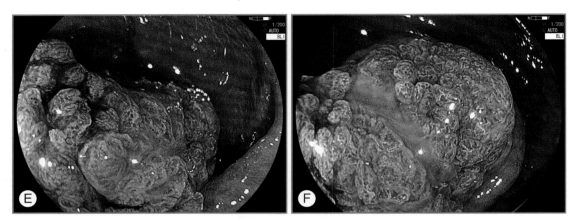

图 E、F 图 C 红框中凹陷区域行 BLI 模式下中度放大观察，病变表面可见大量类"WOS"样物质，排列密集，不规则；黏膜表面微血管形态观察欠佳，表面结构不规则；JNET type 2B。

　　注：白色不透明物质（white opaque substance，WOS）

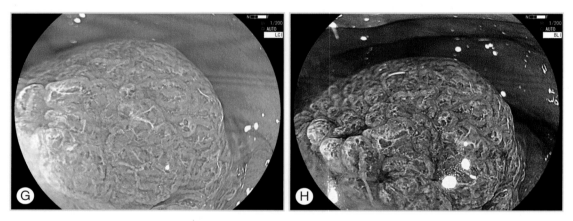

图 G LCI 模式下对图 C 黄框区域强放大观察，可见表面结构及微血管不规则，符合 JNET type 2B表现。

图 H BLI 模式下对图 C 黄框区域强放大观察，表面有大量类"WOS"样物质，血管及腺管结构不规则，JNET type 2B。

　　内镜诊断　　横结肠息肉，0-Ⅰs 型，JNET type 2B。

病理所见

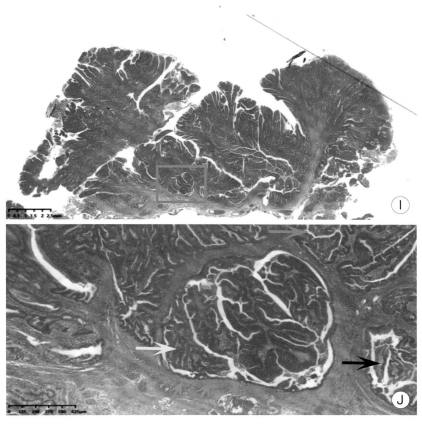

图 I（ESD标本）为低倍镜下见肿瘤为隆起性病变，大部分呈绒毛状腺瘤，少部分区域腺体结构紊乱，选取红框部位进行放大。

图 J 为该区域放大观察，见肿瘤细胞呈复杂的管状结构（红色箭头）及绒毛状结构（黑色箭头），部分呈迷路样（黄色箭头），结构异型性明显；肿瘤细胞呈椭圆形，核质比＞50%，细胞异型性明显。

病理诊断 结肠绒毛状腺瘤伴癌变（黏膜内癌，日本分类），癌组织局部侵犯黏膜肌层（绿色箭头）。

（病理注释：袁静）

第六节　大肠黏膜下深层浸润癌及进展期癌

Case 1	66 岁 女性	检查目的	直肠肿物精查
		部　位	直肠
		肉眼分型	0-Ⅰs

（病例提供　中国人民解放军总医院第五医学中心　闵敏）

— 内镜所见 —

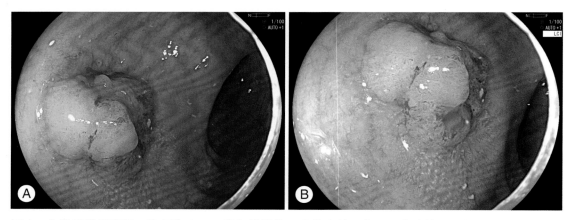

图 A　白光图像见直肠一直径约 2.0 cm 隆起型肿物，无蒂宽基，表面呈分叶状，局部黏膜糜烂出血，病变边界范围尚清晰。

图 B　LCI 模式下视野更加明亮，病变整体结构及边界显示更加清晰，可见病变右下方基底部黏膜糜烂，表面结构似乎较为紊乱，需进一步结合放大观察，病变周边黏膜可见鸡皮样改变。

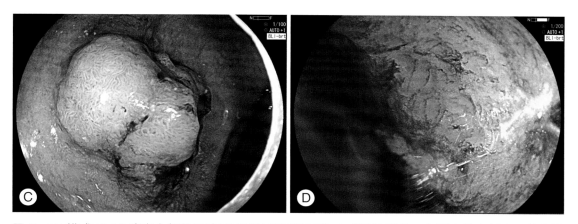

图 C BLI 模式下可见病变大部分区域呈树枝及脑回状Ⅳ型 pit 样表面结构，右下方基底部表面结构消失，观察不清。

图 D 右下方基底部 BLI 强放大观察，可见黏膜表面结构消失，微血管扩张、扭曲，局部消失，符合 JNET type 3 表现，考虑病变有深部浸润可能。

内镜诊断　　直肠息肉，0－Ⅰs， JNET type 3（考虑浸润癌可能性大）。

— 病理所见 —

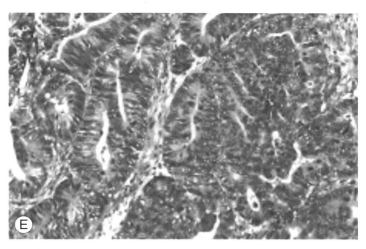

图 E （活检标本）肿瘤细胞核大深染，极性紊乱，核分裂象显著，肿瘤上皮排列呈不规则管状及筛网状结构，间质中度炎性反应。

　　注：ESD 病理提示病变累及黏膜下层，底切缘及侧切缘阳性，考虑肌层浸润可能，患者拒绝手术治疗，无手术病理。

病理诊断　　（直肠）中分化腺癌。

（病理注释：陈振煜）

Case 2	51 岁 男	检查目的	直肠病变精查
		部　位	直肠
		肉眼分型	0－Ⅱa

（病例提供　中国人民解放军总医院第一医学中心　穆晨）

— **内镜所见** —

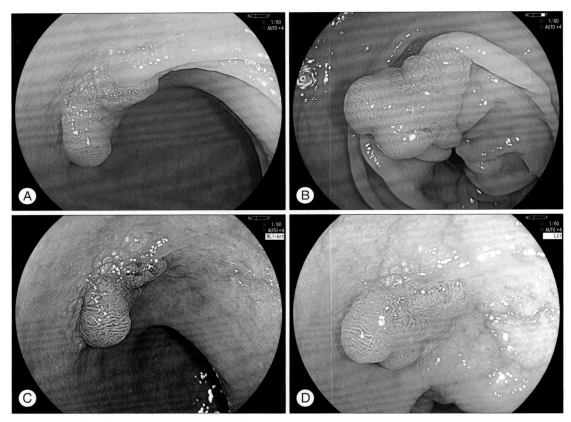

图 A、B　白光下于直肠距肛门 14 cm 处见一 0－Ⅱa 型病变，大小约 1.5 cm × 1.0 cm，局部区域呈结节样隆起，凹陷区域黏膜充血，病变周边可见白色点状鸡皮样改变；病变整体有紧满感、质硬，2 点钟方向可见皱襞牵拉，调整肠腔充气量后病变形态无变化，初步考虑病变有深部浸润可能。

图 C　BLI－brt 非放大中距离观察，病变结节隆起处可见规则表面结构及微血管结构，凹陷区域表面结构及微血管紊乱，需结合放大进一步观察。

图 D　LCI 模式下观察，黏膜色彩被强调，病变与背景黏膜色差增大，病变轮廓更加清晰，黏膜表面血管及结构进一步凸显，较白光更易观察，凹陷处黏膜发红被进一步强调，微血管结构不规则。

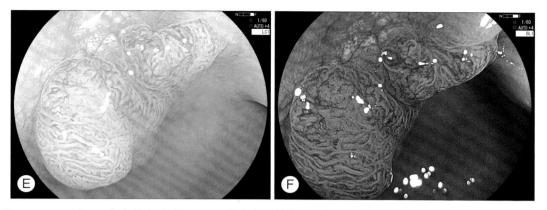

图 E、F BLI 及 LCI 中度放大观察，BLI 下病变表面结构及血管强调较 LCI 更为明显，视野左下方结节隆起周围可见树枝状 ⅢL 型 pit 样规则的表面结构及微血管结构，近中央凹陷区域及视野右上方隆起处，表面结构及微血管结构不规则，局部结构消失，符合 JNET type 3 表现，考虑有深部浸润可能。

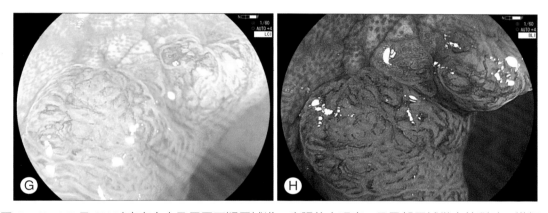

图 G、H LCI 及 BLI 对病变中央及周围可疑区域进一步强放大观察，见局部区域微血管稀疏、增粗、扭曲不规则且表面结构消失，诊断为 JNET type 3，考虑为深部浸润癌。

内镜诊断 直肠肿物，0 - Ⅱa， JNET type 3（考虑浸润性癌）。

— 病理所见 —

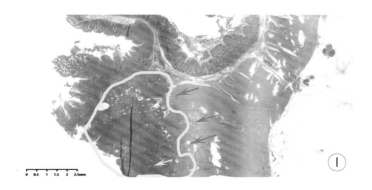

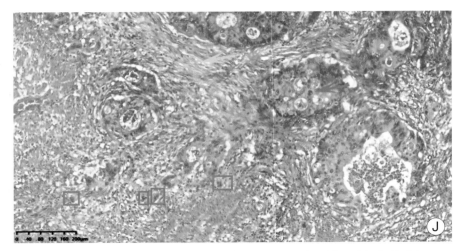

图 I 低倍镜下黄色圈出的区域为肿瘤组织，可见癌组织累及固有肌浅层（红色箭头）。

图 J 高倍镜下见肿瘤呈复杂的筛状结构（绿色箭头），在肿瘤浸润的前锋，可见数个肿瘤出芽（在肿瘤浸润的前锋，观察到 4 个以内肿瘤细胞构成的 1 簇细胞团，计为 1 处肿瘤出芽；蓝色框内所示）；癌组织周围见间质反应（黄色箭头）。

病理诊断 （手术病理）：

□ 直肠中分化腺癌，大小 0.9 cm × 0.6 cm × 0.4 cm， 0 – Ⅱ a，癌组织侵犯肠壁固有肌浅层，肿瘤周围呈绒毛状腺瘤改变。

□ 未见血管、淋巴管侵犯（未附图片）。

□ 送检（近端切缘、远端切缘）未见癌（未附图片）。

□ 肠周淋巴结见转移癌（1/10）；送检（253 组、腹主动脉旁）淋巴结均未见转移癌（分别为 0/5、 0/1）（未附图片）。

□ 免疫组化结果示肿瘤细胞： Ki – 67（＋80%）， MSH2（＋90%）， MSH6（＋80%），MLH1（＋90%）， PMS2（＋90%）， HER – 2（2＋）（未附图片）。

（病理注释： 袁静）

Case 3	64 岁 女性	检查目的	结肠息肉精查
		部　位	升结肠
		肉眼分型	0 - Ⅱa (LST - G)

（病例提供　中国人民解放军总医院第一医学中心　穆晨）

─ 内镜所见 ─

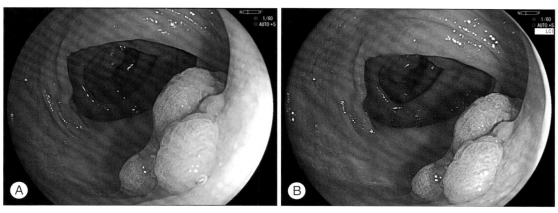

图 A、B 升结肠可见一侧向发育型肿瘤，表面可见粗大结节隆起，肉眼形态为 LST - G，病变累及管腔 1/4 周，局部可见自发性出血，白光下病变范围不易识别；LCI 模式下病变黏膜与周围背景黏膜色彩对比度增强，有助于更加准确判断病变范围。

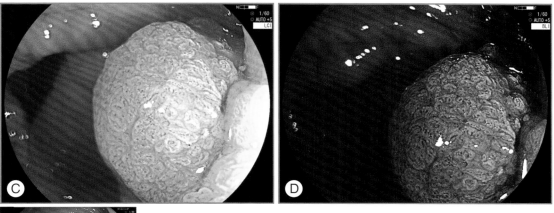

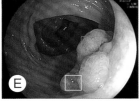

图 C～E BLI 及 LCI 模式下对结节隆起处（红色框）放大观察可见较规整的脑回状Ⅳ型 pit 样表面结构，及规整的微血管结构，考虑为 JNET type 2A 型。

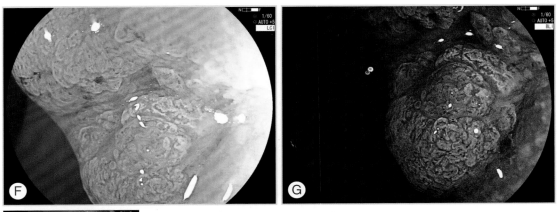

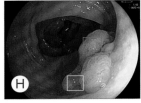

图F~H　BLI及LCI放大模式下观察结节隆起间凹陷区域（黄色框），可见局部不规则表面结构及微血管结构，符合JNET type 2B表现。

内镜诊断　升结肠侧向发育型肿瘤，LST-G，JNET type 2B。

— 病理所见 —

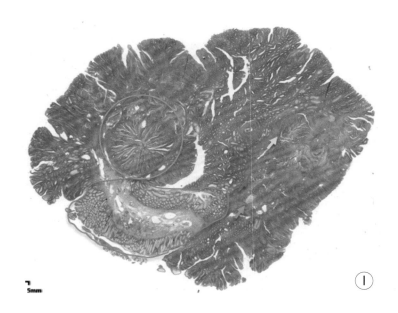

5mm

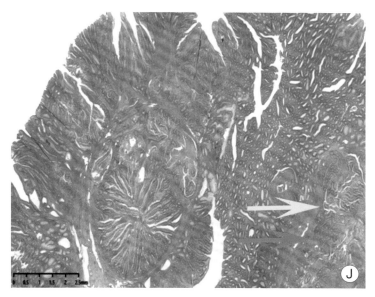

图I、J 绿色区域为正常肠腺黏膜组织；病变主体为绒毛状腺瘤，左侧可见绒毛状腺瘤成分内陷至黏膜下层，轮廓呈圆弧形，外围有黏膜肌包绕，考虑腺瘤组织假浸润（蓝色区域）；病变右侧部分黏膜下层可见肿瘤组织分布，呈不规则筛状（红色箭头）及不规则管状结构，管腔呈裂隙样改变（黄色箭头），部分区域可见黏液湖形成（蓝色箭头），考虑浸润黏膜下层。

病理诊断 （升结肠）管状绒毛状腺瘤癌变，癌组织浸润黏膜下层。

（病理注释：袁静）

Case 4	61 岁 女性	检查目的	腹痛查因
		部　位	乙状结肠
		肉眼分型	0 - Ⅱa（LST - NG）

（病例提供　中国医科大学附属第一医院　张惠晶）

― 内镜所见 ―

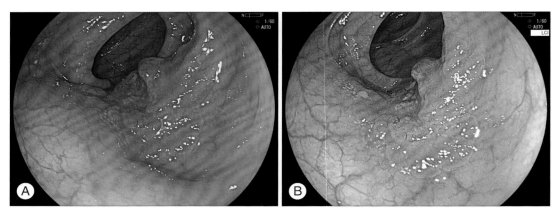

图 A　乙状结肠距肛缘约 24 cm 处可见一侧向发育型病变，大小约 3.0 cm × 3.5 cm，周边较平坦，中央可见溃疡型凹陷，边缘呈堤样隆起，大体分型为 LST - NG，白光下病变周边平坦区域与背景黏膜色调相近，边界显示不清晰。

图 B　LCI 远景观察，与白光相比 LCI 模式下整体视野更加明亮，基于窄带光基础上的色彩扩张使病变整体轮廓更加凸显，病变整体呈现红色，与背景黏膜色彩对比增强，病变边界清晰明了，病变辨识度较白光显著提高；且 LCI 模式下背景黏膜下血管网被强调，因此病变区域正常黏膜下血管网中断更易发现，有助于病变筛查。

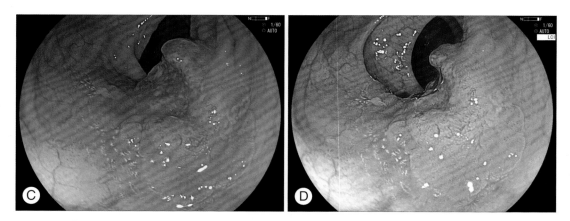

图 C、D　白光及 LCI 模式下中距离观察，病变整体较为僵硬，白光图片 1 点钟方向皱襞被牵拉明显，考虑为病变深部浸润所致；LCI 下病变轮廓及边界更加清晰，黏膜表面结构及微血管被进一步强调，可见中央充血糜烂，并有白苔附着，凹陷周边隆起处可见扩张、迂曲不规则血管；病变周边可见白色点状鸡皮样改变。

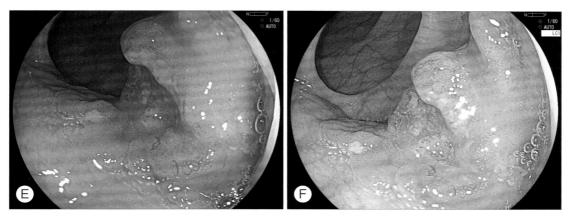

图 E、F 白光及 LCI 近景观察，相比白光模式，LCI 模式下病变色彩及表面性状凸显得更加清晰，近景非放大模式下也能观察到表面结构及微血管结构紊乱及消失的区域，凹陷内可见结节样隆起，需结合放大内镜进一步观察。

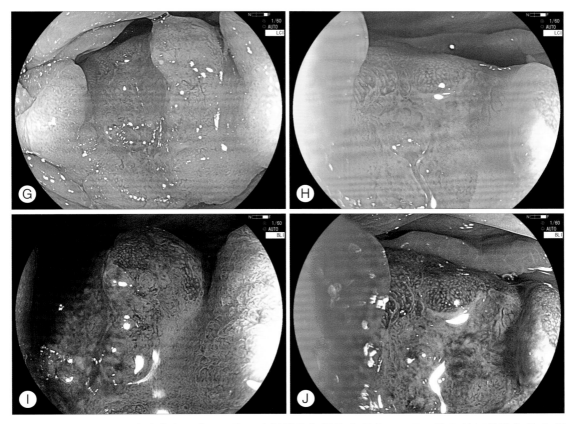

图 G~J LCI 及 BLI 对病变中央凹陷及凹陷周边堤样隆起处放大观察，可见凹陷及其周边隆起的大部分区域黏膜表面结构及微血管结构破坏消失，诊断为 JNET type 3，考虑乙状结肠癌伴深部浸润，不适合行内镜下治疗。

内镜诊断　　乙状结肠癌，LST – NG，JNET type 3。

— 病理所见 —

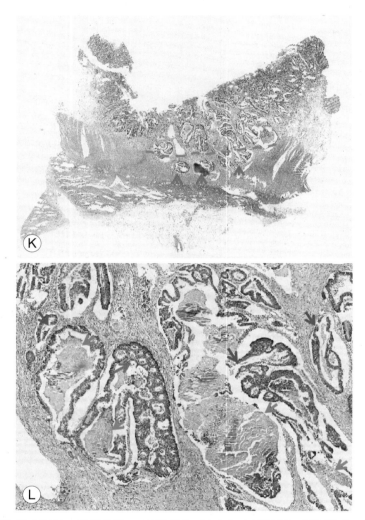

图 K、L　肿瘤细胞核大深染，极性紊乱，复层排列，肿瘤上皮排列呈不规则管状及筛孔状结构（图 L 红色箭头），管腔内可见嗜酸性坏死物质（图 L 绿色箭头），部分腺管管壁缺损开放（图 L 蓝色箭头），肿瘤腺管周围纤维结缔组织增生明显，肿瘤组织累及固有肌层（图 K 绿色虚线指代被破坏的固有肌上缘，图 K 红色箭头是累及固有肌层的腺癌组织）。

病理诊断　　（乙状结肠）中分化管状腺癌（T2）。

（病理注释：陈振煜）

Case 5	64 岁 女性	检查目的	便血查因
		部 位	直肠
		肉眼分型	0－Ⅱa［LST－G（M）］

（病例提供　中国医科大学附属第一医院　张惠晶）

— 内镜所见 —

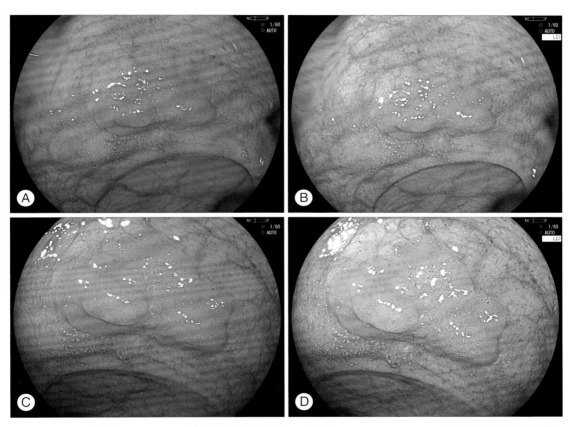

图 A～D　距肛缘约 4 cm 可见一处侧向发育型肿瘤，大小约 2.0 cm × 1.5 cm，表面呈结节状，诊断为 LST－G。　对比白光，可见 LCI 模式下视野更加明亮，病变与背景黏膜色彩对比增强，使病灶边界更加明显、立体结构更加凸出，病灶中央发白区域较 WLI 模式下更为清楚，近景非放大模式下观察，表面结构较白光下凸显，易辨认。

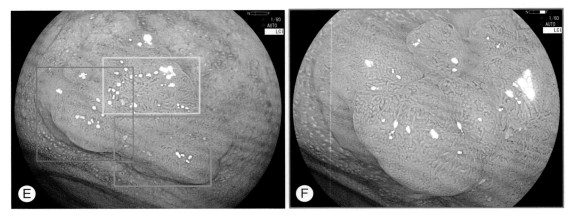

图 E 对病变不同部位，红、黄、绿方框区域分别行进一步放大观察。

图 F 病变结节隆起处（图 E 红色框）LCI 放大观察，可见管状 III L 型 pit 样表面结构，形态规则，排列整齐，围绕表面结构周围的微血管规则，JNET type 2A。

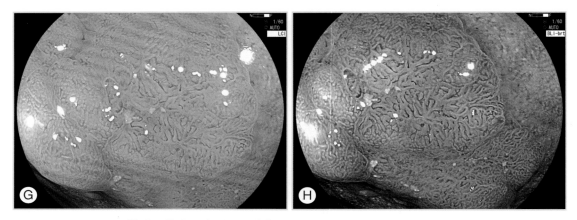

图 G、H LCI 及 BLI 模式下放大观察（图 E 黄色框），大部分区域可见规则管状及树枝状 III ~ IV 型 pit 样表面结构，及规则微血管结构；视野下方病变区域表面结构及微血管紊乱，LCI 模式下呈褪色调改变，考虑为 JNET type 2B 型改变。

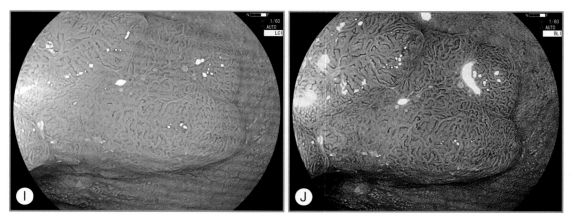

图 I、J LCI 及 BLI 病变凹陷处（图 E 绿色框）放大，可见凹陷处黏膜色白，表面结构不整齐，微血管稀疏、结构紊乱，考虑 JNET type 2B 型。

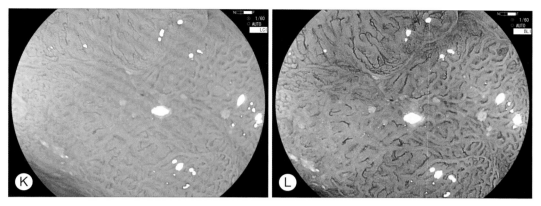

图K、L 褪色凹陷区域强放大观察，LCI 及 BLI 模式下均可见微血管及表面结构紊乱及消失区域，诊断为 JNET type 3，考虑有深部浸润可能。

内镜诊断 直肠癌，LST－G（M），JNET type 3。

— 病理所见 —

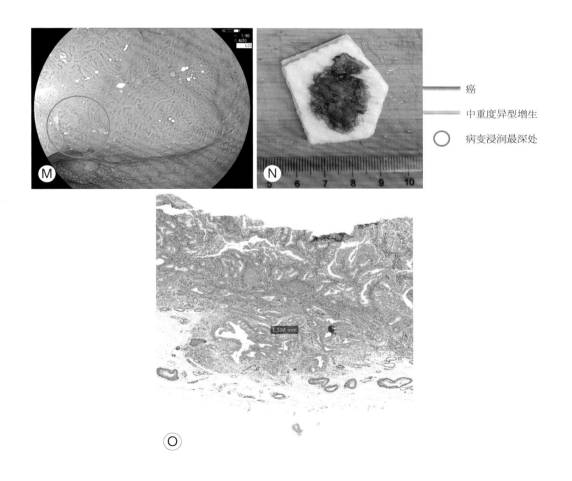

癌

中重度异型增生

○ 病变浸润最深处

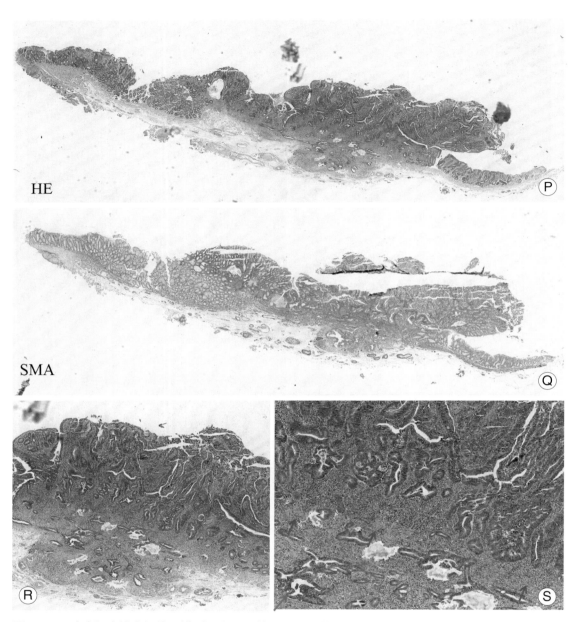

图 M~S 肿瘤细胞核大深染，排列呈大小不等的不规则管状结构，部分腺体可见不规则分支与吻合（绿色箭头），间质中度炎症反应。 肿瘤组织突破黏膜肌层（蓝色箭头为残存的黏膜肌组织）浸润黏膜下层（红色箭头）。 肿瘤组织浸润黏膜下深度 1 134 μm，距肿瘤垂直切缘约 530 μm。

病理诊断　（直肠）高、中分化管状腺癌，T1b。

（病理注释：陈振煜）

Case 6	61岁 男性	检查目的	直肠肿物，性质待查
		部　位	直肠
		肉眼分型	0 - Ⅱa 型［LST - G（M）］

（病例提供　广西壮族自治区人民医院　张文华）

— 内镜所见 —

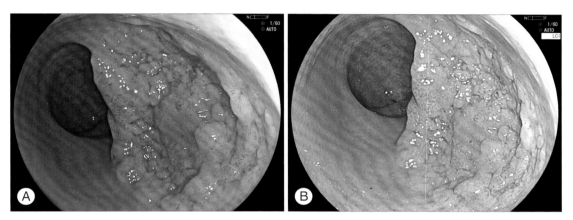

图 A　白光中景图像，距肛缘 4 cm 可见一侧向发育型肿瘤，呈结节混合型（LST - GM），粗大隆起表面充血发红，中央隆起处直径约 1.5 cm。

图 B　LCI 中景图像，LCI 模式下观察视野较白光更加明亮，病变表面黏膜结构强调、色彩扩张，使病变表面结构轮廓及边界范围更加容易辨识。 LCI 模式下病变大部分呈橙色，隆起结节呈紫红色，中央隆起区域伴浅凹陷。

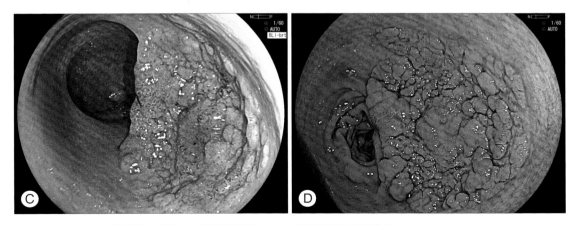

图 C　BLI - brt 中景图像，病变边界清晰可见，中央凹陷区域呈深棕色。

图 D　白光靛胭脂染色图像，喷洒靛胭脂能清晰地勾勒病变的边界，同时可见中央隆起结节局部染色不良，提示有表面结构破坏可能。

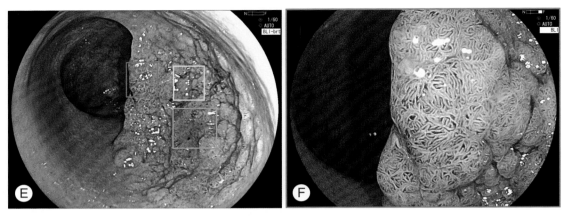

图 E 对结节隆起及凹陷处（红、黄、蓝方框区域）进一步行放大观察。

图 F 近病变边缘结节隆起处（图 E 红色框）行 BLI 中放大观察，该处病变黏膜表面可见树枝状Ⅳ型 pit 样表面结构，排列整齐，周围微血管也清晰规则，考虑 JENT type 2A。

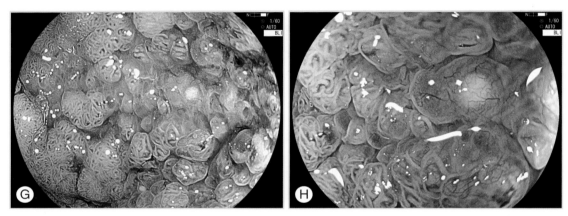

图 G、H 凹陷区域（图 E 黄色框）行 BLI 中放大观察，可见绒毛状Ⅳ型 pit 样表面结构，排列不整齐，可见微血管紊乱、消失区域，符合 JENT type 2B 表现，并可见白色球状物。

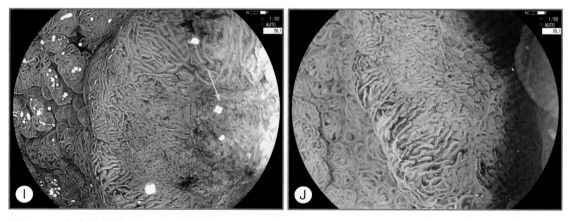

图 I、J 中央结节处（图 E 蓝色框）行 BLI 中-强放大观察，可见大部分区域表面结构及微血管结构紊乱，局部区域表面结构消失（黄色箭头），表现为 JENT type 3，考虑有黏膜下深层浸润。

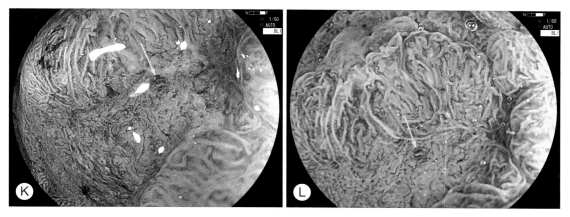

图K、L 中央结节凹陷处 BLI 中–强放大观察，可见表面结构消失，微血管扩张、扭曲、断裂（黄色箭头），诊断为 JNET type 3，黏膜下深层浸润，无内镜下治疗适应证。

    内镜诊断   直肠癌，LST－G（M），JNET type 3。

<h2 style="text-align:center">— 病理所见 —</h2>

活检病理

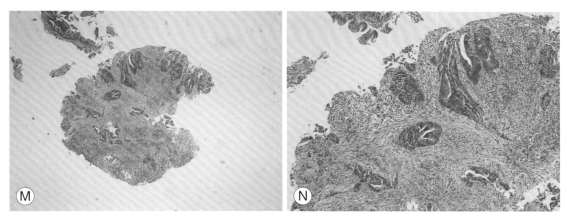

图M、N （活检标本）肿瘤细胞核大浓染，极性紊乱，复层排列，肿瘤上皮排列呈不规则管状结构及条索状结构，肿瘤腺管周围纤维结缔组织增生明显。

    病理诊断   （直肠）高、中分化管状腺癌。

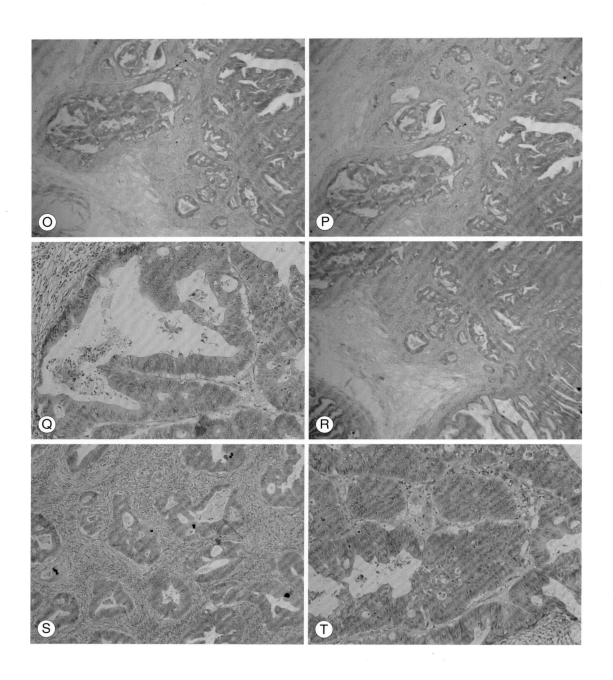

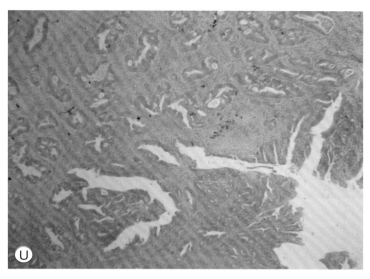

图 O ～ U 肿瘤细胞核大深染，极性紊乱，排列成晒网状样管状结构，侵及黏膜下层，部分管腔可见粉染坏死物质（蓝色箭头）。

病理诊断 腹腔结直肠癌根治术标本：①（直肠）高级别管状腺瘤局部恶变，恶变成分为中分化腺癌，镜下见多灶癌灶，最大径 0.2 ～ 0.5 cm。浸润肠壁黏膜下层，未浸润固有肌层，未见脉管内癌栓及神经侵犯。肠周淋巴结（10 枚）呈反应性增生，未见癌转移。免疫组化：CdX - 2（ + ）；CK20（ + ）；CK7（ - ）；COX - 2（ + ）；Ki - 67（ + ，约 80% ）；MLH1（ + ）；MSH2（ + ）；MSH6（ + ）；PMS2（ + ）。②（吻合口近端）肠黏膜组织，部分上皮呈低级别异型增生，未见癌。③（吻合口远端）黏膜慢性炎，未见癌累及。

（病理注释：陈振煜）

第三章
炎性肠病

第一节 概述

　　炎性肠病(inflammatory bowel disease，IBD)是一组病因不明的肠道非特异性炎症性疾病，主要包括溃疡性结肠炎(ulcerative colitis，UC)和克罗恩病(Crohn's disease，CD)，随着其发病率的增高，越来越受国内外学者的关注。近30年来，我国IBD发病率有不断攀升的趋势。据国内文献报道，近5年的病例数是20世纪90年代同期的8倍，IBD已逐渐成为我国消化科的常见病[1]。

　　典型的UC及CD病例，通过特征性的临床症状结合X线造影检查、内镜检查等形态、病理组织学所见进行诊断较为容易。内镜检查可以更加直观地观察病变并获取病理组织，因此在疾病诊断及监测中占有极为重要的地位，被广泛应用。近年来随着内镜技术的革新，放大内镜及IEE技术的推广应用，使内镜对UC及IBD的诊断能力获得大幅提升。

　　IBD发生CRC的风险是正常人群的2～4倍，伴CRC的IBD患者平均年龄约40～50岁，比普通型CRC早10～20年[2]。约20%的IBD患者在发病10年内发生CRC，IBD发生癌变的平均病程为12年，病程10年、20年、30年的UC患者发生癌变的比率分别为2%、8%、18%，CD患者数据与此相似[3]。因此，在IBD诊疗过程中，IBD相关性肿瘤的监测是IBD管理过程尤为重要的一步。然而，结肠炎相关的肿瘤病变常较平坦且边界不清晰，加之炎症活跃的黏膜和炎性假息肉使普通白光结肠镜监测肿瘤变得困难。与标准白光内镜相比，新的内镜技术(如高分辨率白光结肠镜和色素内镜检查)增加了非典型增生病变的检出，这也是很多专家更倾向于使用色素内镜进行靶向活检而不是对样本随机取样的原因，但全大肠染色操作耗时，因此也面临无法全面普及的现状[4-8]。关于IBD相关肿瘤监测各学会指南有各自推荐(表3-1)，但并未达成共识。

表 3-1　各学会 IBD 相关肿瘤监测指南汇总

学会 （时间）	监测对象	首次监测 时间	随访间隔	推荐技术
ASGE （2015）	UC：左半或广泛性结肠炎； CD：累及至少 1/3 的结肠	8 年，再分期活检	• 每 1~3 年 • 最佳监测时间没有定义 • 存在这些风险因素需要每年监测：活动性炎症，解剖异常（狭窄，多发性假息肉），不典型增生病史，CRC 家族史，PSC • 在前 2 次结肠镜检查中内镜和组织学黏膜正常的患者中，可以考虑延长监测间隔	• 利用结肠喷染的 CE 和靶向活检监测 IBD 是足够的；为了确认组织学分期从每结肠段考虑 2 处活检 • 如果 CE 不可用或者 CE 产率由于明显的炎症、假息肉或较差准备而降低，任何可疑病灶的靶向活检随机获取是一种合理的替代选择 • 全结肠炎：从盲肠到直肠每 10 cm 获取 4 象限活检，最少取 33 处活检 • 无全结肠炎：局限于由任何结肠镜检查记录的内镜或组织学累及最大程度每 10 cm 取 4 象限活检
ECCO （2013）	UC：超出直肠炎的病变范围； CD：累及超过 1 段结肠	症状发作 8 年后重新评估病变范围	• 每年：高风险特征（在前 5 年内检出狭窄或不典型增生，PSC，伴有严重活动性炎症的广泛结肠炎，或者 < 50 岁一级亲属的 CRC 家族史） • 每 2~3 年：中等风险因素（广泛性结肠炎伴有轻度或中度活动性炎症，炎症后息肉，或者 > 50 岁一级亲属的 CRC 家族史） • 每 5 年：既无中等风险也无高风险特征	• 伴有靶向活检的 CE • 如果 CE 专业技术不可用，随机活检（每 10 cm 取 4 处），但劣于不典型增生检出的 CE

　　LCI 在窄带光成像的基础上对图像进行色彩扩张，使病变色彩及细微结构都得到强调，从而增强了与背景黏膜的对比，提高病变的辨识度，在大肠息肉的筛查方面显示了强大的优势。有专家也将 LCI 逐渐应用于 UC 相关肿瘤病变的检出研究中，初步研究表明，LCI 可以提高 UC 相关肿瘤病变的辨识度，并可准确指导靶向活检的实施，在 UC 相关肿瘤病变监测中有着令人期待的临床应用价值。

参考文献

［1］ Wang Y，Ouyang Q. Ulcerative colitis in China：retrospective analysis of 3100 hospitalized patients［J］. J Gastroenterol Hepatol，2007，22（9）：1450－1455.

［2］ Herrinton LJ，Liu L，Levin TR，et al. Incidence and mortality of colorectal adenocarcinoma in persons with inflammatory bowel disease from 1998 to 2010［J］. Gastroenterology，2012，143（2）：382－389.

［3］ Farraye FA，Odze RD，Eaden J，AGA medical position statement on the diagnosis and management of colorectal neoplasia in inflammatory bowel disease［J］. Gastroenterology，2010，138（2）：738－745.

［4］ Cairns SR，Scholefield JH，Steele RJ，et al. British Society of Gastroenterology；Association of Coloproctology for Great Britain and Ireland. Guidelines for colorectal cancer screening and surveillance in moderate and high risk groups （update from 2002）［J］. Gut，2010，59：666－689.

［5］ Annese V，Daperno M，Rutter MD，et al. European Crohn's and Colitis Organisation. European evidence based consensus for endoscopy in inflammatory bowel disease［J］. J Crohns Colitis，2013，7：982－1018.

［6］ Van Assche G，Dignass A，Bokemeyer B，et al. European Crohn's and Colitis Organisation. Second European evidence-based consensus on the diagnosis and management of ulcerative colitis part 3：special situations［J］. J Crohns Colitis，2013，7：1－33.

［7］ Laine L，Kaltenbach T，Barkun A，et al. SCENIC Guideline Development Panel. SCENIC international consensus statement on surveillance and management of dysplasia in inflammatory bowel disease［J］. Gastroenterology，2015，148：639－651.e28.

［8］ Laine L，Kaltenbach T，Barkun A，et al. SCENIC Guideline Development Panel. SCENIC international consensus statement on surveillance and management of dysplasia in inflammatory bowel disease［J］. Gastrointest Endosc，2015，81：489－501.e26.

第二节 溃疡性结肠炎

溃疡性结肠炎(UC)是一种病因不明的直肠和结肠慢性非特异性炎症性疾病。病变主要局限于大肠黏膜与黏膜下层。以腹泻、黏液脓血便、腹痛为主要症状,重症患者可合并发热、食欲不振等全身症状。UC 在内镜下大体分为临床缓解期及活动期,活动期分为轻度、中度、重度,内镜下应着重观察黏膜下有无血管透见、黏液附着程度、黏膜发红程度、黏膜脆性、出血程度、溃疡有无及深浅,同时有溃疡的情况下还需要对周围黏膜炎症程度进行观察,在上述观察的基础上对病变性质、范围、炎症程度等进行内镜下判断及评分。

一、 内镜下活动度分期评价

(一) 缓解期

- 黏膜下血管网可见,基本接近于正常状态。
- 黏膜下毛细血管网呈现为枯枝样改变。
- 纵行溃疡瘢痕(重症经过治疗进入缓解期的病例)。
- 假性憩室样改变。
- 萎缩的黏膜处散在出现假性息肉。

(二)活动期

- 轻度:黏膜下血管模糊不清、黏膜发红、黏膜呈颗粒样改变,阿弗他溃疡、黄色小点样脓性黏液。
- 中度:黏膜粗糙、有接触性出血,可见糜烂性病变,黏膜可见明显的脓液附着。
- 重度:黏膜脆性极高,可见深凿溃疡,并伴有黏膜自发性出血,黏膜高度肿胀致管腔狭窄,内镜插入困难。

二、 内镜下评分

(一)Mayo内镜评分(表3-2)

评分	内镜所见
0	正常或无活动性表现
1	轻度病变（红斑、黏膜下血管纹理减少、黏膜脆性轻度增加）
2	中度病变（显著发红、黏膜下血管网消失、黏膜脆性增高、糜烂）
3	重度病变（自发性出血、溃疡形成）

（Schroeder KW. N Engl J Med，1987）

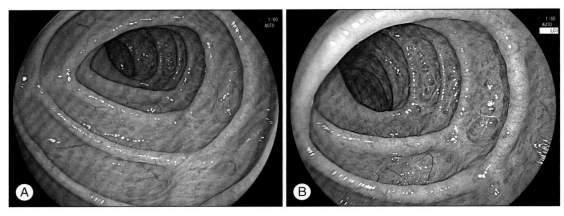

（图片提供　中国人民解放军总医院第一医学中心　穆晨）

Mayo 0 分　图 A、B　横结肠黏膜呈缓解期改变，可见多发白色瘢痕，黏膜下可见枯树枝样血管，LCI 模式下黏膜状态及黏膜下血管网更易观察。

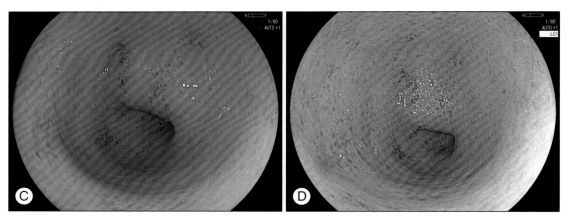

（图片提供　中国人民解放军总医院第一医学中心　穆晨）

Mayo 1 分　图 C、D　黏膜呈细颗粒状，散在点片状充血灶，黏膜下血管模糊；白光下不易发现的黏膜炎症区域 LCI 模式下可以更加清晰的显示。

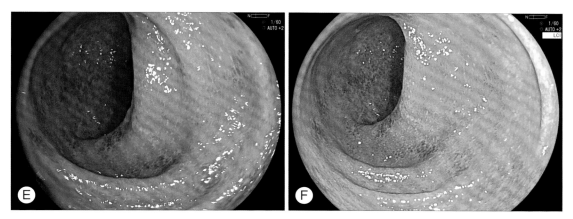

（图片提供　中山大学附属第一医院　张宁）

Mayo 2 分　**图 E、F**　黏膜弥漫性充血、水肿、糜烂，血管纹理消失；LCI 模式下炎症病变显现得更为充分，表现为深红色，病变周围未消失的血管纹理更加清楚，炎症与非炎症的边界可以更加清晰地呈现。

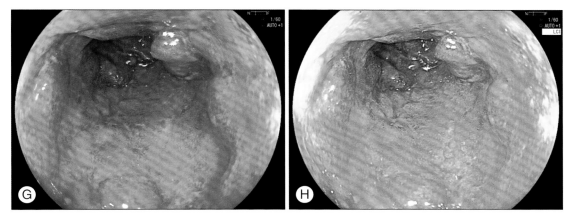

（图片提供　中山大学附属第一医院　张宁）

Mayo 3 分　**图 G、H**　黏膜弥漫性充血、水肿、糜烂并溃疡形成，病变呈连续性，血管纹理消失，黏膜脆性高，有自发性出血。LCI 模式下黏膜高度充血处呈紫红，黏膜缺损的溃疡区域呈黄色调，更加易辨识，有利于更加准确判断黏膜炎症范围及程度。

（二）UCEIS 评分（表 3-3）

表 3-3 UCEIS（uicerative colitis endoscopic index of severity）评分

黏膜下血管		正常	0
		部分消失	1
		消失	2
出血		无	0
	黏膜	表面轻度出血、凝血块附着，冲洗后出血停止	1
	管腔轻度	管腔内少量出血	2
	管腔中度以上	明确、持续出血	3
糜烂、溃疡		无	0
	糜烂	5 mm 以下的黏膜缺损	1
	浅溃疡	5 mm 以上的黏膜缺损，但较为表浅	2
	深溃疡	广泛黏膜缺损伴深凿溃疡	3

（Travis SP. Gut，2012，61）

三、 内镜评价需关注的问题点

内镜下缓解即黏膜愈合的达成，从而降低复发及癌变已成为 IBD 治疗的一个关键目标，因此对于 IBD 患者的医疗管理来说，精确而详细的黏膜愈合情况评估至关重要[1]。欧美将 MES 0 和 MES 1 定义为黏膜愈合[2-3]，但近年来研究报道提示，MES 1 的复发率明显高于 MES 0[2、4-6]。寻找更加有效的技术和方法对肠道黏膜愈合进行精确评估对于 IBD 患者的治疗指导和病情监测尤为重要。

日本学者 Uchiyama 等对 LCI 在评价 UC 患者结肠黏膜愈合状况方面进行了初步的研究[7]，证实了 LCI 在 UC 黏膜愈合评价中的作用，为 UC 患者肠黏膜评价及监测开辟了新途径。该研究基于黏膜发红及黏膜下血管网可见情况提出了 LCI 评分标准，分为 LCI-A 型（黏膜无发红）、LCI-B 型（黏膜发红且血管网可见）、LCI-C 型（黏膜发红且血管网不可见）（表 3-3），并对 LCI 分型标准与 UC 患者黏膜炎症及疾病复发相关性进行研究。结果显示：LCI 分型不依赖于 Mayo 评分；相比 Mayo 评分，LCI 分型可更加准确地反映黏膜炎症程度及预测疾病复发，且 LCI 分型判断在专家与非专家间也获得较高的组间一致性。相关多中心研究正在进行中，期待 LCI 在 UC 诊疗方面能发挥更大优势（表 3-4）。

表 3-4 LCI 模式下 UC 分型

分型 特征	LCI-A	LCI-B	LCI-C
	黏膜无发红	黏膜发红 且发红区域血管网可见	黏膜发红 且发红区域血管网不可见
LCI 内镜所见			
WLI 内镜所见			

（Uchiyama et al. Journal of Crohn's and Colitis，2017）

参考文献

［1］Neurath MF，Travis SP. Mucosal healing in inflammatory bowel diseases：a systematic review［J］. Gut，2012，61：1619-1635.

［2］Colombel JF，Rutgeerts P，Reinisch W，et al. Early mucosal healing with infliximab is associated with improved long-term clinical outcomes in ulcerative colitis［J］. Gastroenterology，2011，141：1194-1201.

［3］Reinisch W，Sandborn WJ，Hommes DW，et al. Adalimumab for induction of clinical remission in moderately to severely active ulcerative colitis：results of a randomised controlled trial［J］. Gut，2011，60：780-787.

［4］Barreiro-de Acosta M，Vallejo N，de la Iglesia D，et al. Evaluation of the risk of relapse in ulcerative colitis according to the degree of mucosal healing（mayo 0 vs 1）：a longitudinal cohort study［J］. J Crohns Colitis，2016，10：13-19.

［5］Yokoyama K，Kobayashi K，Mukae M，et al. Clinical study of the relation between mucosal healing and long-term outcomes in ulcerative colitis［J］. Gastroenterol Res Pract，2013，2013：192794.

［6］Nakarai A，Kato J，Hiraoka S，et al. Prognosis of ulcerative colitis differs between patients with complete and partial mucosal healing，which can be predicted from the platelet count［J］. World J Gastroenterol，2014，20：18367-18374.

［7］Uchiyamaa K，Takagia T，Kashiwagi S. Assessment of Endoscopic Mucosal Healing of Ulcerative Colitis Using Linked Colour Imaging，a Novel Endoscopic Enhancement System［J］. Journal of Crohn's and Colitis，2017，11：1-7.

Case 1	47 岁 男性	检查目的	溃疡性结肠炎治疗后复查
		部　位	降结肠
		Mayo 评分	2 分

（病例提供　中山大学附属第一医院　张宁）

— 内镜所见 —

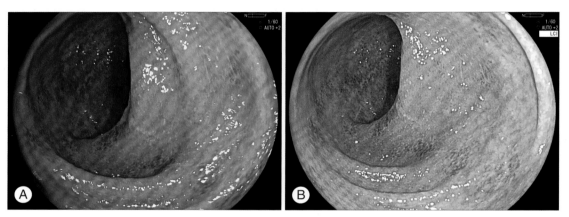

图 A 白光下图像。 降结肠从脾曲至肛侧有一长约 15 cm 的肠段黏膜弥漫性充血、水肿、糜烂，血管纹理消失。

图 B LCI 下图像，与白光对比，LCI 模式下炎症病变显现得更为充分，表现为发红；病变周围未消失的血管纹理更加清楚，考虑为炎症刺激的改变；炎症与非炎症的边界也呈现得更加清晰，Mayo 2 分。

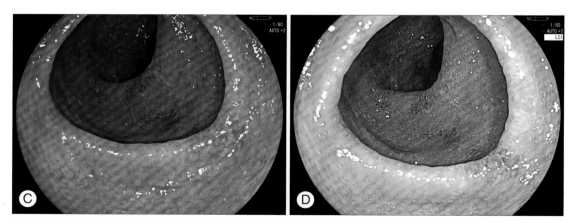

图 C、D 与白光对比，LCI 模式下视野更加明亮，黏膜色彩对比增强，口侧远景黏膜炎症区域也能清晰显示，更能够辨别轻微的病变，视野下方肛侧黏膜在白光下看似正常，但在 LCI 模式下呈发红的炎症区域，并可见针尖样糜烂灶。

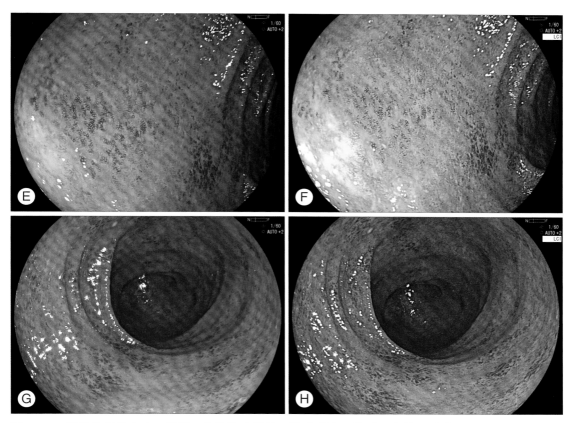

图 E~H 黏膜弥漫性充血、肿胀、斑片状糜烂灶，黏膜质脆，黏膜下血管网消失，LCI 模式下黏膜炎症情况及血管透见度更加易于观察，符合溃疡性结肠炎内镜下中度表现，Mayo 2 分。

内镜诊断 溃疡性结肠炎（左半结肠，中度，Mayo 2 分）。

诊断要点

　　肠镜下溃疡性结肠炎病变多从直肠开始，呈连续性、弥漫性分布。 轻度炎症的内镜特征为红斑、黏膜充血和血管纹理消失；中度炎症的内镜特征为血管形态消失，出血黏附在黏膜表面、糜烂，常伴有粗糙呈颗粒状的外观及黏膜脆性增加（接触性出血）；重度炎症则表现为黏膜自发性出血及溃疡。 缓解期可见正常黏膜表现，部分患者可有假性息肉形成，或瘢痕样改变。 病程较长的患者，黏膜萎缩可导致结肠袋形态消失、肠腔狭窄，以及炎（假）性息肉。 伴巨细胞病毒（cytomegalovirus， CMV）感染的 UC 患者，内镜下可见不规则、深凿样或纵行溃疡，部分伴大片状黏膜缺失。

Case 2	35 岁 男性	检查目的	溃疡性结肠炎复查
		病变部位	结直肠
		Mayo 评分	2 分

（病例提供　中山大学附属第一医院　张宁）

— 内镜所见 —

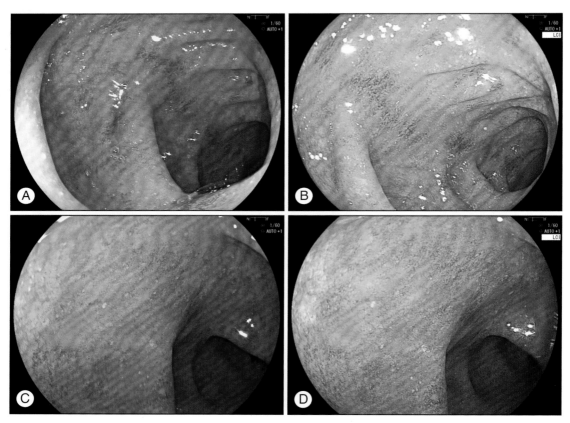

图 A~D　乙状结肠及降结肠黏膜充血水肿，可见针尖样糜烂灶，黏膜下血管网模糊，黏膜脆性增高，有接触性出血；LCI 模式下视野更加明亮，色彩对比增强，黏膜充血、糜烂等炎性改变易于观察及判断，Mayo 2 分。

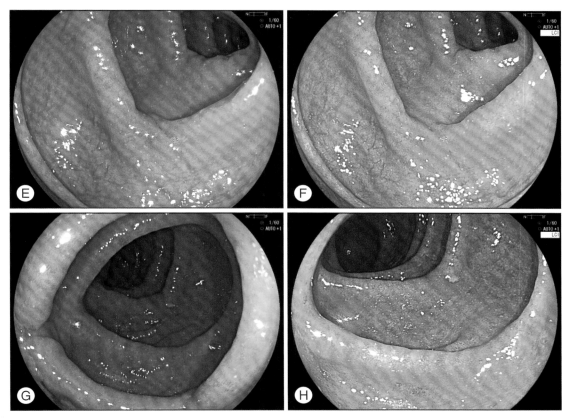

图 E~H 升结肠、横结肠黏膜广泛充血、水肿，血管纹理模糊，病变呈连续性。 与白光相比，LCI 模式下病变与周围组织的边界对比更为明显，病变处为发红的炎症。

内镜诊断 溃疡性结肠炎（全结肠型，Mayo 2 分）。

— **病理所见** —

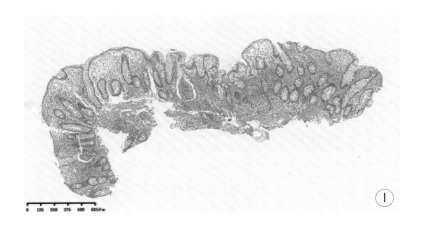

图 1 （横结肠，活检）结肠黏膜，间质多量慢性炎症细胞及嗜酸性粒细胞浸润，局部腺体扩张伴隐窝脓肿形成（黄色箭头）。

病理诊断　符合溃疡性结肠炎。

（病理注释：陈振煜）

Case 3	39 岁 男性	检查目的	黏液脓血便查因
		部　位	乙状结肠
		Mayo 评分	3 分

（病例提供　中国人民解放军总医院第五医学中心　闵敏）

― 内镜所见 ―

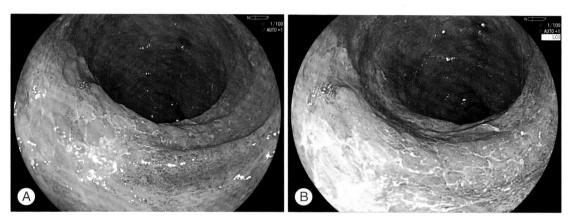

图 A　白光下见乙状结肠黏膜可见线状浅溃疡，呈弥漫性，被覆薄白苔，局部可见大片状溃疡形成。

图 B　LCI 模式下见溃疡边界清晰，与白光相比，部分病变呈紫色和红色混合，局部区域可见黏膜自发性出血，Mayo 3 分。

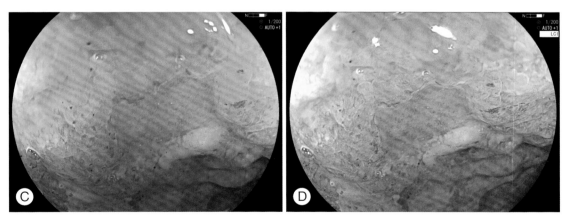

图 C、D　病变区域可见较大片状溃疡形成，LCI 模式可见溃疡区域与周边充血水肿黏膜色差明显，溃疡与周边黏膜间段差凸显更加清晰，较白光可更为准确地显示溃疡边界和周围黏膜充血水肿的情况。

内镜诊断　溃疡性结肠炎（重度，Mayo 3 分）。

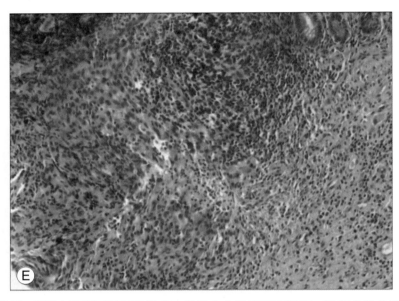

图 E （乙状结肠，活检）黏膜显著慢性炎症，间质内大量浆细胞浸润，混有少量分叶核细胞，局灶腺体坏死并形成脓肿。

病理诊断　符合溃疡性结肠炎。

（病理注释：陈振煜）

Case 4	48 岁 女性	检查目的	黏液脓血便 2 年
		部　位	全结肠
		Mayo 评分	3 分

（病例提供　中山大学附属第一医院　张宁）

― 内镜所见 ―

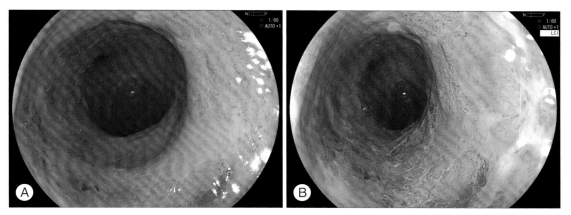

图 A 白光图像。 乙状结肠黏膜弥漫性充血、水肿、糜烂，黏膜下血管不可见，并见不规则的大片溃疡，直径约 3 cm。

图 B LCI 图像。 与白光下的图像比较，LCI 模式下炎症更为突出，充血、糜烂及溃疡区域边界更加清晰，易辨识，Mayo 3 分。

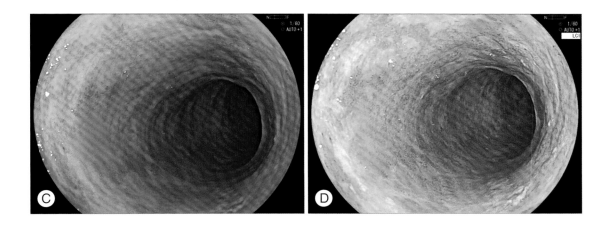

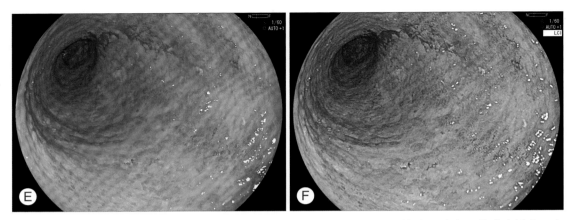

图 C~F 降结肠黏膜弥漫性充血、水肿并溃疡形成，病变呈连续性，血管纹理消失，黏膜脆性高，有自发性出血；LCI 模式下视野更加明亮，黏膜色彩及整体轮廓被强调，病变范围更容易判断，Mayo 3 分。

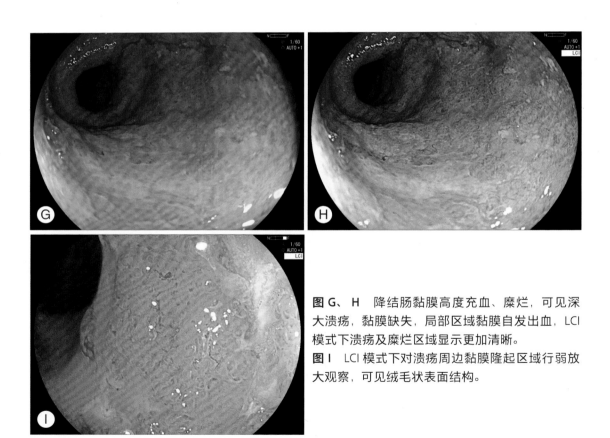

图 G、H 降结肠黏膜高度充血、糜烂，可见深大溃疡，黏膜缺失，局部区域黏膜自发出血，LCI 模式下溃疡及糜烂区域显示更加清晰。
图 I LCI 模式下对溃疡周边黏膜隆起区域行弱放大观察，可见绒毛状表面结构。

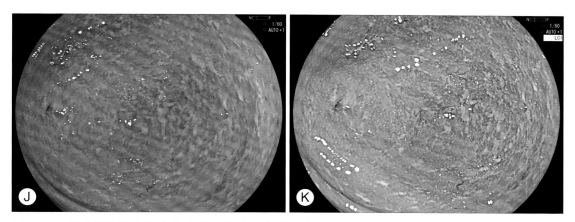

图 J、K 回盲部黏膜广泛充血水肿，黏膜下血管网消失，有大量黄色分泌物附着，黏膜粗糙颗粒状，质脆，Mayo 2 分。

内镜诊断　　溃疡性结肠炎（全结肠型，重度，Mayo 3 分，合并 CMV 感染）。

— 病理所见 —

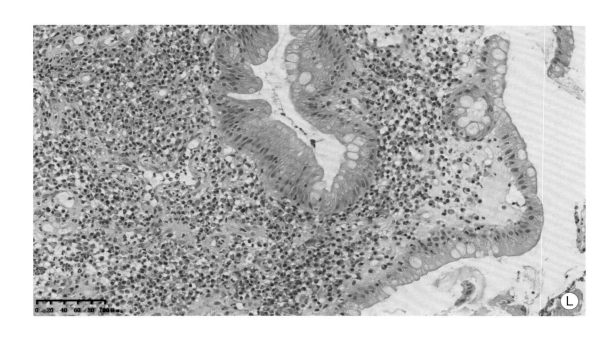

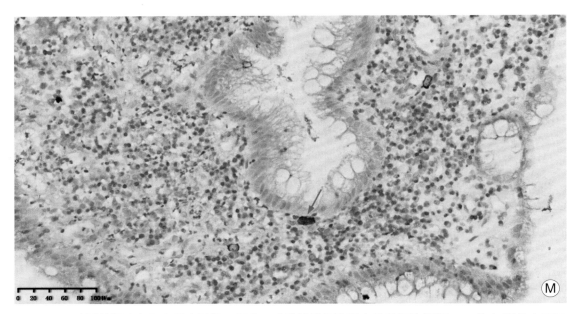

图 L、M （活检标本）固有层内见淋巴细胞、嗜酸性粒细胞和中性粒细胞浸润，HE 染色切片中可见病毒包涵体（红色箭头），CMV 原位杂交阳性（红色箭头）。

病理诊断 符合溃疡性结肠炎，重度、活动性，CMV（＋）。

（病理注释：陈振煜）

内镜观察要点

　　伴巨细胞病毒感染的 UC 患者，内镜下可见不规则、深凿样或纵行溃疡，部分伴大片状黏膜缺失。

Case 5	41 岁 女性	检查目的	反复腹痛、黏液脓血便 5 年余，再发 1 个月
		病变部位	全结肠
		Mayo 评分	3 分

（病例提供　中山大学附属第一医院　张宁）

— 内镜所见 —

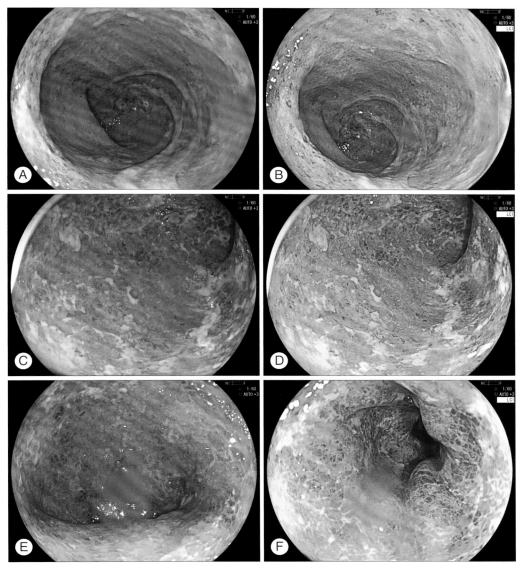

图 A～F　直肠、乙状结肠黏膜见黏膜弥漫性充血、肿胀，血管纹理消失，可见大量脓性分泌物附着，黏膜广泛糜烂，并浅溃疡形成，病变呈连续性，黏膜脆性大，局部区域有自发性出血，黏膜高度肿胀致管腔狭窄；LCI 模式下炎症病变色彩被强调，相比于白光更加容易识别，Mayo 3 分。

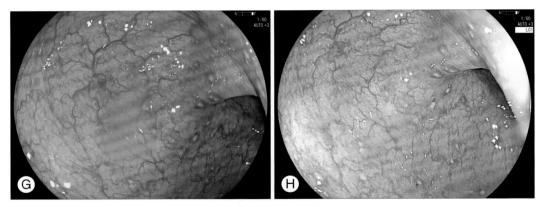

图 G、H 横结肠、降结肠黏膜见散在阿弗他溃疡，溃疡周边黏膜红肿，黏膜下血管可见；LCI 模式下阿弗他溃疡更加容易识别，表现为中央发白、边缘发红的平坦病灶，由于色彩增强，红色及白色区域更加凸显，使得该类型病变在 LCI 模式下非常凸出。

内镜诊断 溃疡性结肠炎（全结肠型，重度，Mayo 3 分）。

— 病理所见 —

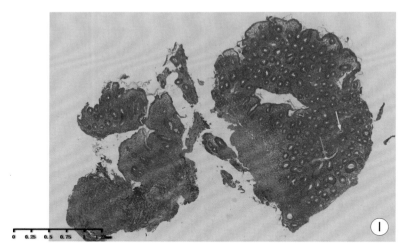

图 I （切除标本）结肠黏膜慢性炎伴溃疡，部分腺体扩张、分枝（绿色箭头），黏膜固有层见较多浆细胞聚集，并可见隐窝周围炎及个别隐窝脓肿（黄色箭头），未见肉芽肿，形态可考虑为溃疡性结肠炎，CMV（－），EBER（－）。

病理诊断 符合溃疡性结肠炎。

（病理注释：陈振煜）

Case 6	50 岁 女性	检查目的	黏液脓血便
		病变部位	直肠、乙状结肠
		Mayo 评分	3 分

― 内镜所见 ―

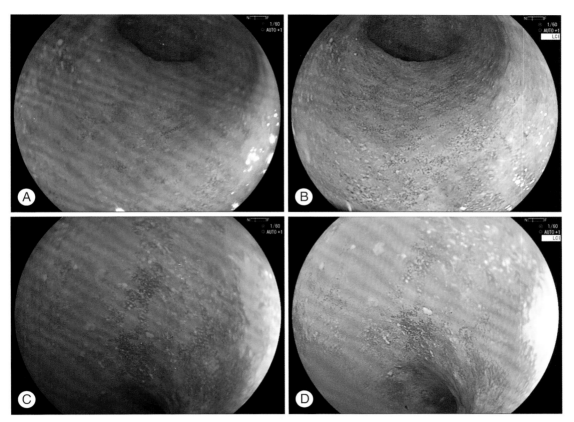

图 A~D 直肠黏膜弥漫性充血、水肿、糜烂并浅溃疡形成，病变呈连续性，血管纹理消失，黏膜脆性大。 LCI 模式比白光更好地凸显炎症性病变，黏膜充血处明显发红，溃疡区域也更加易辨识，有利于更加准确判断黏膜炎症范围及程度。

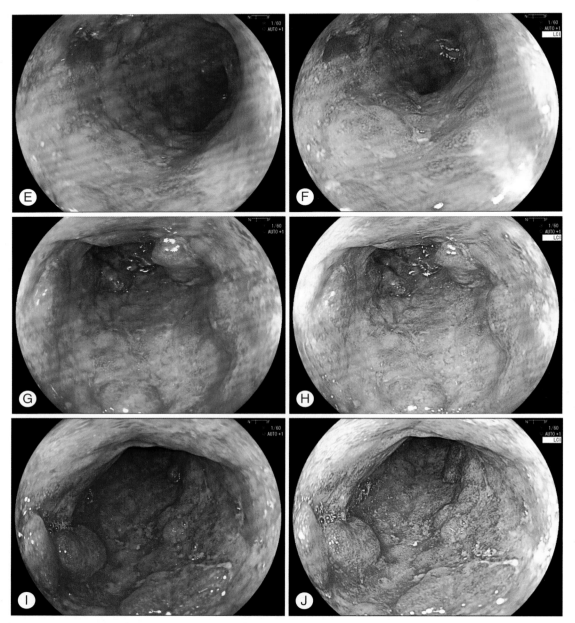

图 E~J 乙状结肠黏膜弥漫性高度充血、水肿、糜烂并浅溃疡形成，病变呈连续性，血管纹理消失，黏膜可见自发性出血；大量结节样增生，局部肠腔狭窄，肠镜无法通过。

内镜诊断　　溃疡性结肠炎（左半结肠炎，重度，Mayo 3 分）。

第三节 克罗恩病

克罗恩病(Crohn's disease，CD)是一种病因不明的消化道慢性炎性肉芽肿性疾病，从口腔至肛门的各段消化道均可受累，尤以小肠及大肠发病多见。病灶多为肠道溃疡，呈节段性或跳跃性分布，病变累及消化道全层，可致肠壁变厚、肠腔狭窄、穿孔等。克罗恩病可见于任何年龄段，发病最高峰为15~25岁，40岁前发病者超过80%，也可见于儿童或老年，男女发病率没有明显差异。胃肠镜检查为CD诊断的首选方法，内镜下CD在肠道特征性表现为：纵行溃疡、铺路石征、不连续性病变、形态不规则或类圆形溃疡、多发阿弗他溃疡。病理组织学特征性表现为非干酪性类上皮细胞肉芽肿。临床上需要与其鉴别的疾病主要有溃疡性结肠炎、肠型白塞病、单纯性溃疡、缺血性肠炎、肠结核、感染性肠炎。

克罗恩病的临床症状、炎症反应程度与黏膜炎症程度不一致的情况并不少见，内镜下黏膜所见有炎症的情况下，即使临床症状处于缓解期，疾病复发的风险也非常高。因此，内镜下黏膜缓解期的判断非常重要，但是目前尚无内镜下缓解的严格定义。为了较为客观地判断内镜下病变活动度，1989年法国Etudes炎症性肠病治疗组(GETAID)提出了内镜下评分系统，即克罗恩病内镜下严重指数(Crohn's disease endoscopic index of severity，CDEIS)[1]（表3-5）。

表3-5　克罗恩病内镜下严重指数（CDEIS）

	回肠末端	右侧结肠	横结肠	左侧结肠	直肠	合计
有无深凿溃疡 有12，无0	0或12	0或12	0或12	0或12	0或12	合计1
有无浅表溃疡 有6，无0	0或6	0或6	0或6	0或6	0或6	合计2
病变范围（cm）*	0~10	0~10	0~10	0~10	0~10	合计3
溃疡病变范围（cm）*	0~10	0~10	0~10	0~10	0~10	合计4
合计A=合计1+合计2+合计3+合计4						合计A
受累区段数目（1~5）						N
合计A/N						合计B
溃疡伴狭窄　+3						C（0或3）
溃疡无伴狭窄　+3						D（0或3）
CDEIS=合计B+C+D						CDEIS

* 观察肠管中病变范围或者溃疡范围达到10cm的数量。

（引自 Mary JY, et al. Gut. 1989,30（7）：983-989.）

由于这套评分系统过于繁杂,除了临床研究应用,临床工作中实际应用非常少。目前临床较为常用的治疗前后内镜评分标准是由 CDEIS 简化而来的评分系统,即克罗恩病内镜简化评分(simple endoscopic score for Crohn's disease,SES - CD)[2]。该系统的侧重点为溃疡面积、溃疡病变累及的肠段长短、有其他病变的肠段及狭窄等,以及临床症状和再现性好的指标(表 3 - 6)。

表 3 - 6 克罗恩病内镜下简化评分(SES - CD)

参数	0	1	2	3
溃疡大小	无	阿弗他溃疡 (直径 0.1 ~ 0.5 cm)	大溃疡 (直径 0.5 ~ 2 cm)	巨大溃疡 (直径 > 2 cm)
溃疡范围	无	< 10%	10% ~ 30%	> 30%
病变范围	无	< 50%	50% ~ 75%	> 75%
肠段狭窄	无	单个 内镜可通过	多个 内镜可通过	内镜无法通过

(引自: Daperno M, et al. Gastrointest Endosc, 2004,60(4): 505 - 512.)

克罗恩病患者发生小肠癌、大肠癌的风险显著增加。溃疡性结肠炎相关大肠癌内镜下的大体形态以平坦型或凹陷型较为多见,而克罗恩病相关肿瘤初期病变多表现为隆起型,肿瘤表面构造多呈现为绒毛状的 pit 型。炎症性肠病相关癌中,黏液癌、低分化癌、印戒细胞癌等恶性度较高的病理组织类型发生频率较高,周围伴发异型增生病变的情况也比较多见,但克罗恩病伴多发异型增生病变的情况不如溃疡性结肠炎常见。炎性肠病相关癌的发生与肠管长期炎症状态相关,克罗恩病在管腔狭窄、瘘口部位发生癌的情况也很多见。克罗恩病相关肿瘤病变监测方法尚未统一,X 线检查时对管腔狭窄部位的狭窄程度急剧加速进展的病例,需要特别留意合并肿瘤病变的可能;对于痔瘘部位需要定期行活检及 MRI 检查以监测痔瘘癌的发生。

参考文献

[1] Mary JY,Modigliani R. Development and validation of an endoscopic index of the severity for Crohn's disease a prospective multicenter study. Groupe d'Etudes Thérapeutiques des Affections Inflammatoires du Tube Digestif (GETAID)[J]. Gut,1989,30(7):983 - 989.

[2] Daperno M,D'Haens G,Van Assche G et al. Development and validation of a new,simplified endoscopic activity score for Crohn's disease the SES - CD [J]. Gastrointest Endosc,2004,60(4):505 - 512.

Case **1**	44 岁 女性	检查目的	克罗恩病右半结肠切除术后复查
		病变部位	回肠、结直肠

（病例提供　中山大学附属第一医院　张宁）

— 内镜所见 —

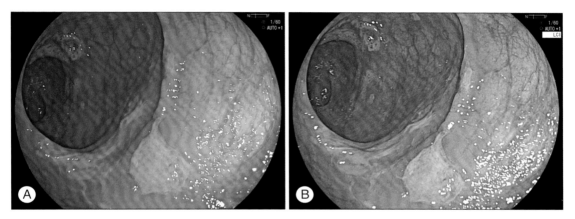

图 A、B 直肠见多发溃疡，直径约 1~2 cm，被覆白苔，边缘黏膜充血、隆起，病灶呈跳跃式分布，不连续；与白光模式相比，LCI 模式整体视野更加明亮，远处图像显示也更加清晰，有利于病变观察，色彩扩张使病变与周围黏膜色差增强，溃疡及其他有炎症的区域更加容易辨识。

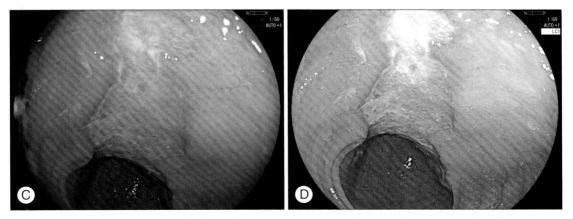

图 C、D 乙状结肠见一纵行深大溃疡，长约 3 cm，被覆厚白苔，边缘黏膜红肿，黏膜增生不明显。

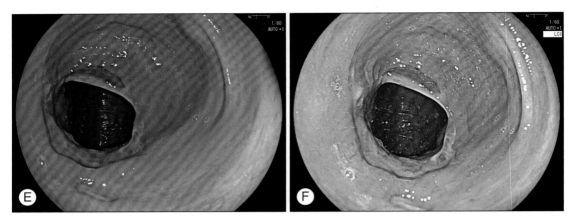

图 E、F 降结肠多发溃疡，大小不一，视野远处可见大片深凿溃疡，几乎占有管腔半周，长约3 cm，被覆白苔，溃疡间可见正常黏膜，上述表现在 LCI 模式下更加凸显，溃疡形态较白光更易观察。

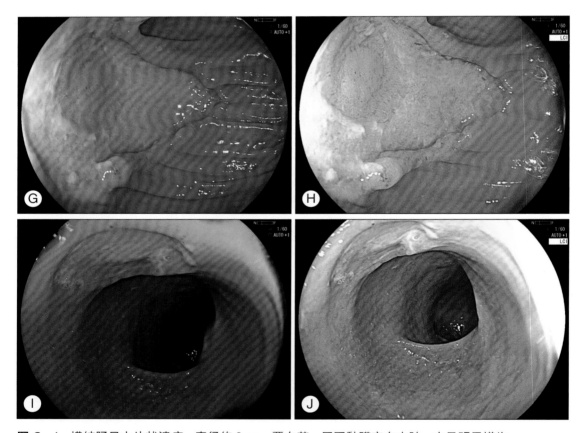

图 G~J 横结肠见大片状溃疡，直径约3 cm，覆白苔，周围黏膜充血水肿，未见明显增生。

内镜诊断 克罗恩病。

病理所见

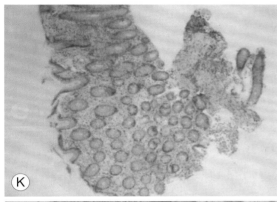

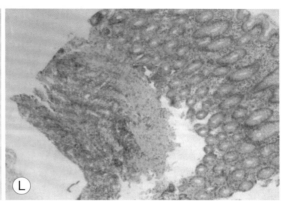

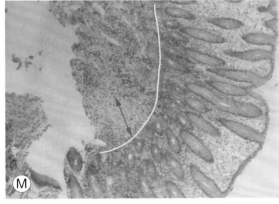

图 K ~ M （活检标本）直、乙、横大肠黏膜组织，腺体形态排列规则，其中部分标本黏膜下层内见炎症细胞浸润（黄色线左侧），可见小肉芽肿（直径约 0.2 mm，蓝色箭头区域）。

病理诊断 符合克罗恩病改变。

（病理注释： 陈振煜）

内镜观察要点

结肠镜检查和黏膜组织活检是克罗恩病诊断的常规首选检查。 早期克罗恩病内镜下表现为阿弗他溃疡，随着疾病进展，溃疡可逐渐增大加深，彼此融合形成纵行溃疡。 克罗恩病变内镜下多为非连续改变，病变间黏膜可完全正常。 其他常见内镜下表现为卵石征、肠壁增厚伴不同程度狭窄、团簇样息肉增生等。

Case 2	35 岁 男性	检查目的	腹痛、腹胀 1 年，CT 提示结肠壁增厚
		病变部位	全大肠

（病例提供　中山大学附属第一医院　张宁）

— 内镜所见 —

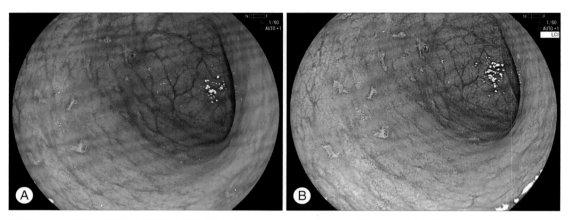

图 A、B　直肠、乙状结肠见多发阿弗他溃疡，溃疡形态不规则，表面覆白苔，周围黏膜发红，肿胀；LCI 模式下溃疡边界及周边发红黏膜更易辨识。

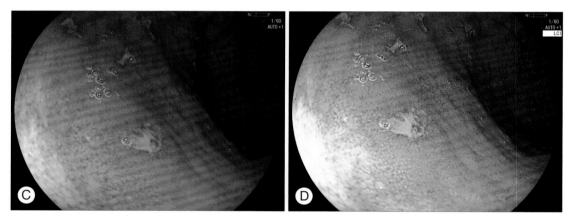

图 C、D　靠近阿弗他溃疡处观察，LCI 模式下可清晰显示溃疡周围黏膜表面结构，以及黏膜下血管，可见溃疡周围黏膜表面结构与正常黏膜相同，黏膜下血管可见。

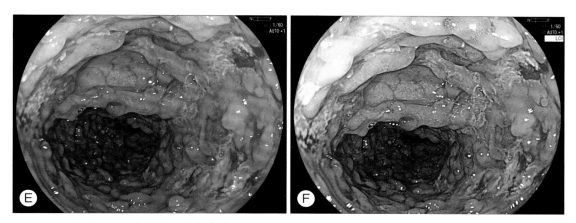

图 E、F 横结肠可见节段性分布的多发溃疡，溃疡呈纵行排列，覆白苔，溃疡间可见大量铺路石样结节增生隆起，表面较光滑，局部见充血发红，黏膜质脆有接触性出血。

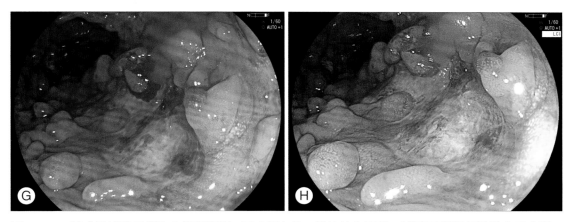

图 G、H 溃疡及铺路石样改变靠近观察，溃疡覆白苔，基地较为平整，铺路石样隆起黏膜表面光滑，有镜面感，黏膜表面形态与正常黏膜相同，LCI 模式下见溃疡边界更为凸显，病变表面结构易观察。

内镜诊断 克罗恩病（全大肠）。

— 病理所见 —

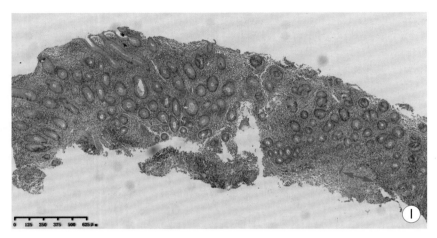

图1 （盲肠，活检）轻度活动性结肠炎，可见肉芽肿形成（蓝色箭头区域），直径约 0.5 mm。

病理诊断　　符合克罗恩病。

（病理注释：陈振煜）

		检查目的	克罗恩病治疗后复查
Case 3	30 岁 女性	病变部位	回结肠

（病例提供　中山大学附属第一医院　张宁）

— 内镜所见 —

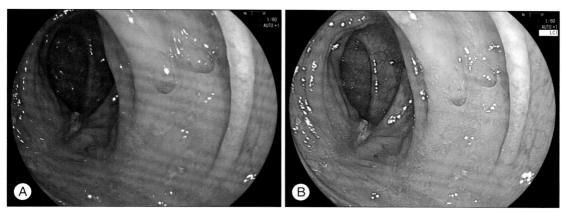

图 A、B　升结肠见节段分布的溃疡及瘢痕，图像中管腔口侧可见纵行溃疡，被覆白苔，周围黏膜轻度充血，皱襞集中，其肛侧可见溃疡瘢痕，黏膜充血，周围可见指状增生隆起，表面光滑，顶部充血；LCI 模式下炎症相关改变较白光更为凸显，易观察。

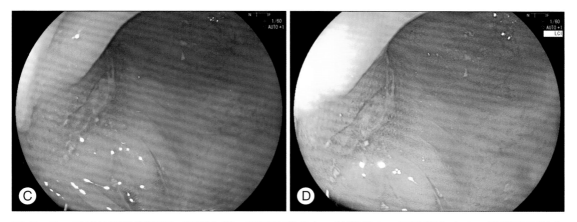

图 C、D　乙状结肠纵行溃疡，被覆白苔，周围黏膜充血，皱襞集中，可见新生上皮，黏膜表面结构整齐，LCI 溃疡范围更加清晰。

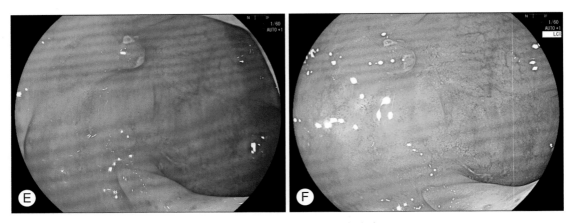

图 E、F 乙状结肠溃疡瘢痕，伴结节样隆起形成，表面可见浅溃疡。

内镜诊断 克罗恩病（治疗后）。

| Case 4 | 37 岁 男性 | 检查目的 | 肛周疼痛 4 年，腹泻半年 |
| | | 病变部位 | 回肠、结肠 |

（病例提供　中山大学附属第一医院　张宁）

一 内镜所见 一

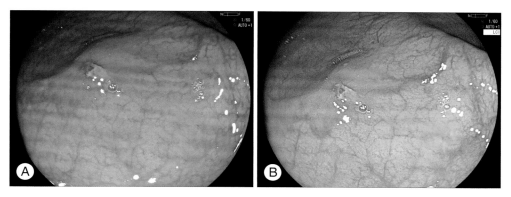

图 A、B 升结肠、横结肠见散在阿弗他溃疡，被覆薄白苔，周围黏膜充血。

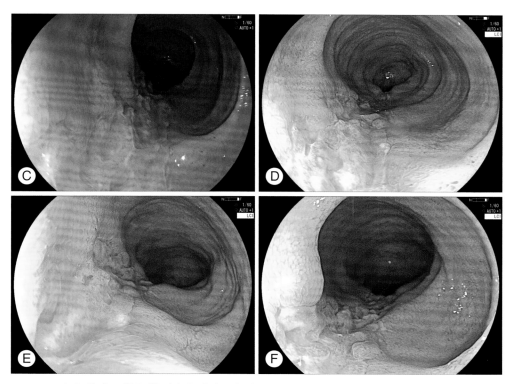

图 C~F 回肠末段黏膜见纵行排列多发溃疡，长约 5 cm，覆白苔，溃疡周围黏膜轻度充血，溃疡间可见残留正常黏膜。

内镜诊断　回肠、结肠多发溃疡（克罗恩病可能性大）。

— 病理所见 —

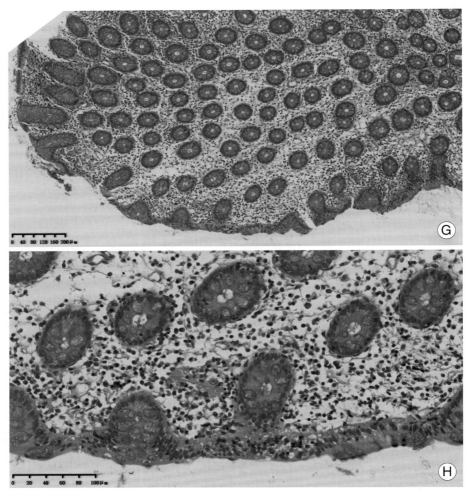

图 G、H　（活检标本）升结肠黏膜局灶活动性炎，固有层内见个别小肉芽肿（蓝色箭头区域，直径约 0.05 mm），抗酸染色（－）。

病理诊断　符合克罗恩病。

（病理注释：陈振煜）

Case 5	21 岁 女性	检查目的	腹痛、呕吐 2 年，再发 1 个月
		病变部位	回肠、结肠

（病例提供　中山大学附属第一医院　张宁）

一 内镜所见 一

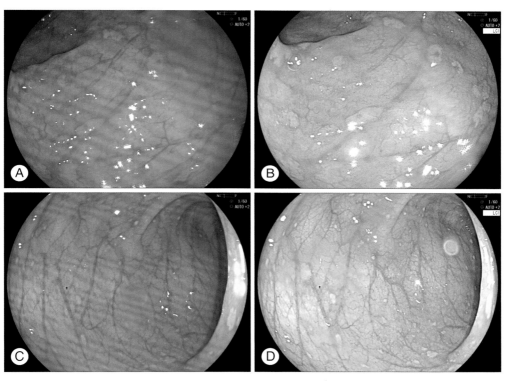

图 A～D　结肠及直肠见散在阿弗他小溃疡，溃疡呈类圆形，表面覆薄白苔，周围黏膜充血呈红晕包围，与白光模式相比，LCI 模式对于炎性病变显示更为清晰，辨识度高。

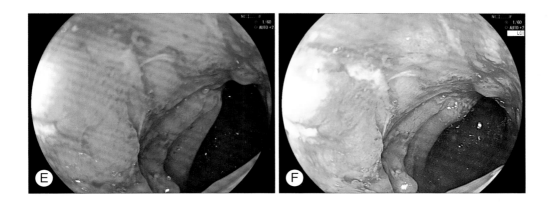

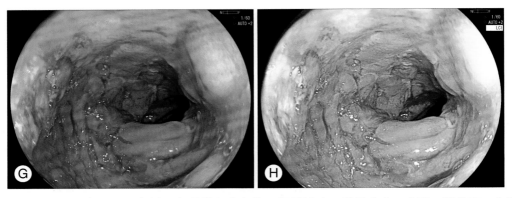

图 E~H 回肠末段黏膜及回盲瓣见多发纵行走向的不规则溃疡，黏膜充血、水肿，脆性高，有接触性出血，溃疡覆白苔，边缘可见结节样增生。

内镜诊断 克罗恩病。

— 病理所见 —

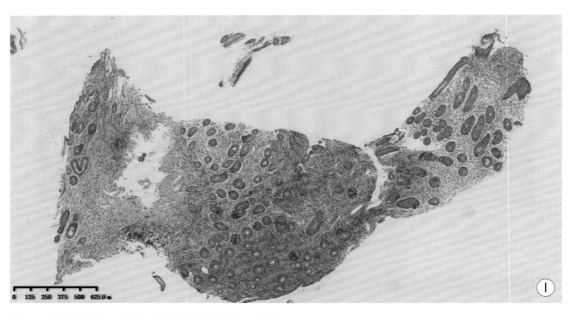

图 I （回肠末端，活检）重度活动性慢性小肠炎。

病理诊断 病变考虑为炎症性肠病。

（病理注释：陈振煜）

Case 6	28 岁 男性	检查目的	反复腹痛、腹泻 4 月余，再发加重 1 月余
		病变部位	结直肠

（病例提供　中山大学附属第一医院　张宁）

— 内镜所见 —

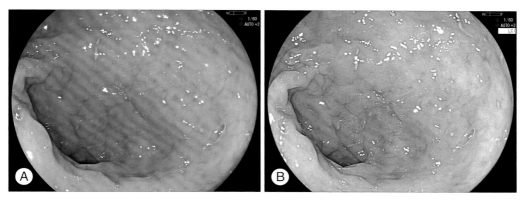

图 A、B　直肠可见多发阿弗他溃疡，溃疡周围黏膜轻度发红隆起；LCI 模式下溃疡形态较白光更加凸显。

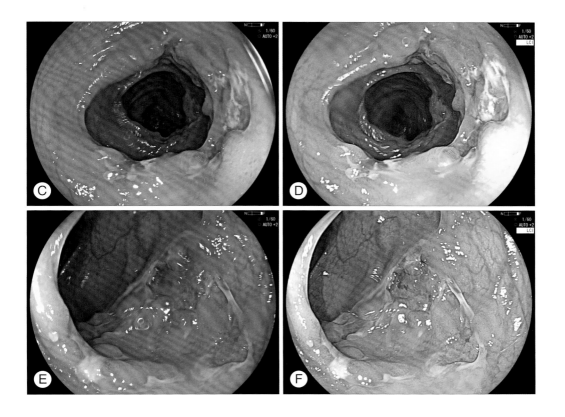

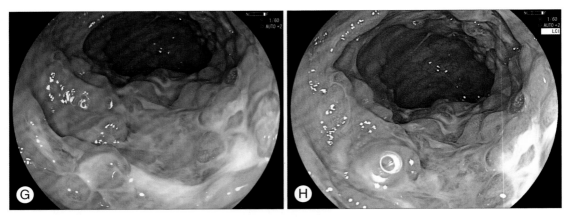

图 C~H 结肠可见阶段性分布多发深凿溃疡，溃疡形态不规则，呈纵行或环行分布，被覆白苔，周围可见结节样隆起，溃疡间可见正常黏膜。

内镜诊断 结肠多发溃疡（克罗恩病可能）。

一 病理所见 一

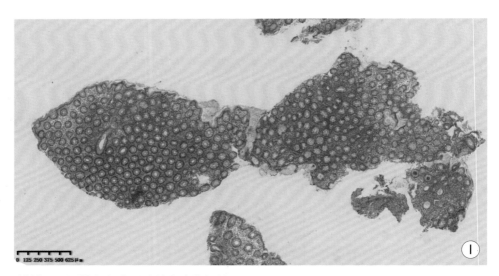

图 I （横结肠，活检）中度活动性斑片状慢性肠炎。

病理诊断 考虑炎症性肠病可能性大，倾向克罗恩病，请临床注意排除药物性肠炎及感染性肠炎的可能。

（病理注释：陈振煜）

Case 7	28 岁 男性	检查目的　克罗恩病复诊
		病变部位　回结肠

（病例提供　中山大学附属第一医院　张宁）

― 内镜所见 ―

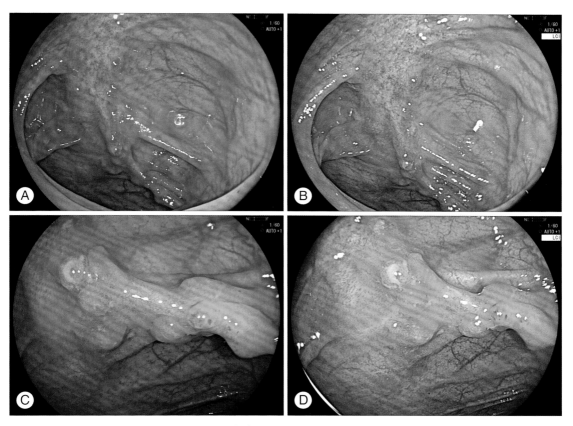

图 A～D 横结肠可见不规则的纵行溃疡瘢痕，表面可见结节样增生，表面黏膜轻度充血，局部可见糜烂或浅溃疡形成。

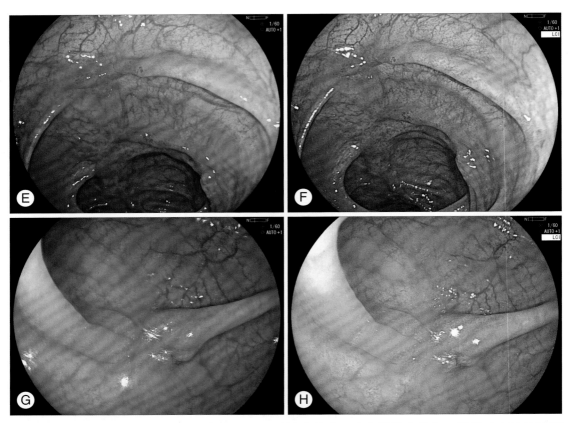

图E~H 降结肠见多发溃疡瘢痕，局部可见黏膜皱襞集中，结节样增生隆起，黏膜下血管网清晰可见。

内镜诊断 克罗恩病治疗后改变。

| Case 8 | 41 岁
男性 | 检查目的 | 克罗恩病，治疗后复查 |
| | | 病变部位 | 结肠 |

（病例提供　中山大学附属第一医院　张宁）

— 内镜所见 —

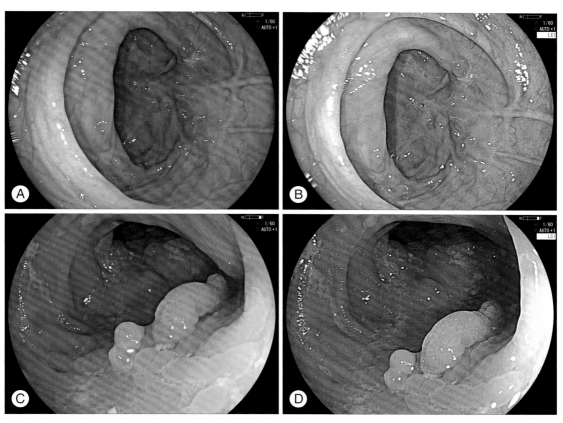

图 A~D 盲肠、升结肠、横结肠、降结肠见散在、节段分布的白色溃疡瘢痕，边缘呈结节样增生；与白光相比，LCI 模式下溃疡瘢痕更加凸显，色彩扩张使白光下轻度充血或略褪色瘢痕结节强调得更加明显。

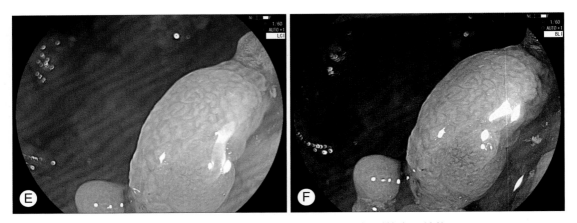

图 E、F 瘢痕处结节样增生放大观察，BLI 及 LCI 模式下均可见规则的表面结构。

内镜诊断　克罗恩病治疗后改变。

		检查目的	克罗恩病治疗后复发，肠镜复查
Case 9	40 岁 男性	病变部位	回结肠

（病例提供　中山大学附属第一医院　张宁）

一　内镜所见　一

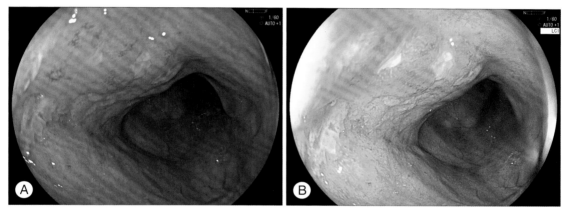

图 A、B　回末黏膜轻度肿胀，可见多发溃疡，溃疡呈纵行排列，形态不规则，被覆白苔，周围黏膜充血水肿。

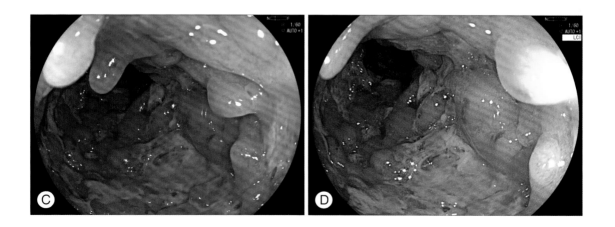

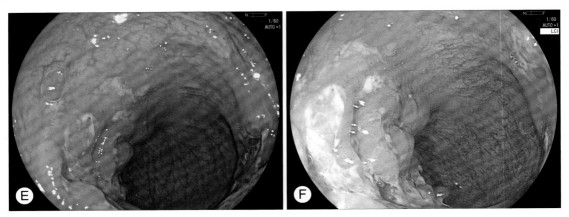

图 C～F 全结肠见节段分布的不规则溃疡，结肠处明显，部分呈大片状、地图样、纵行走向，边缘大量的结节样增生，部分呈铺路石样，LCI 模式下炎症及溃疡表现更加清晰。

内镜诊断 克罗恩病（回结肠型）。

— **病理所见** —

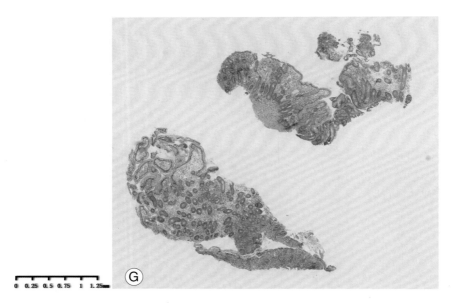

图 G （回肠末端，活检）活动性慢性小肠肠炎；（结肠）活动性肠炎。

病理诊断 回结肠慢性炎症。

（病理注释：陈振煜）

		检查目的	克罗恩病治疗后复查
Case 10	36 岁 男性	病变部位	结肠

（病例提供　中山大学附属第一医院　张宁）

一 内镜所见 一

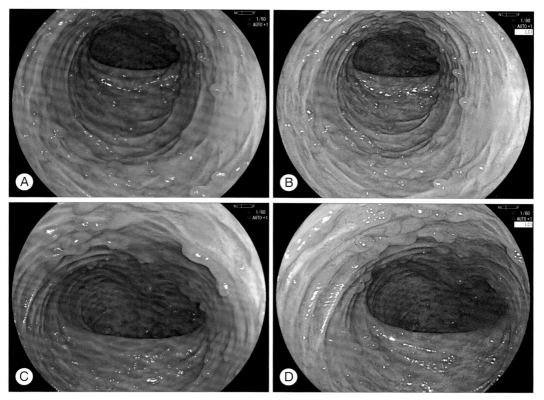

图 A～D 克罗恩病治疗后内镜图像（缓解期），结肠可见节段性分布多发溃疡瘢痕及结节样增生，黏膜未见明显充血、水肿及活动性溃疡，黏膜下血管网清晰可见，增生结节呈半球状，表面光滑。

内镜诊断　克罗恩病治疗后改变。

内镜观察要点

　　早期 CD 内镜下表现为阿弗他溃疡，随着疾病进展，溃疡可逐渐增大加深，彼此融合形成纵行溃疡。 CD 病变内镜下多为非连续改变，病变间黏膜可完全正常。 其他常见内镜下表现为卵石征、肠壁增厚伴不同程度狭窄、团簇样息肉增生等。

第四章
其他肠炎及大肠病变

===== 第一节 其他肠炎 =====

肠结核

肠结核分为原发性及继发性两类,肠道以外无病变的为原发性,其他脏器尤其是肺部发现有结核病灶的为继发性肠结核。肠结核的感染路径以肠源性为主,空气中或是痰液中的结核菌吞咽后,由胃到达肠腔,侵犯肠道黏膜内的淋巴滤泡,形成结核结节,结核结节中心部形成干酪样坏死,坏死物排出后形成溃疡,溃疡彼此融合形成更大的溃疡,进一步沿肠管短轴淋巴管走形的方向扩散形成环形溃疡。

诊断及鉴别要点:肠结核图像诊断需要关注溃疡形态、萎缩瘢痕带以及肠管形态的特异性改变。内镜下溃疡的典型表现为环状、带状溃疡,溃疡周边伴红晕,但是溃疡的肉眼形态多种多样,日本学者提出的黑丸分类将活动性肠结核内镜下溃疡的肉眼形态分为 8 型。因此,在与克罗恩病相鉴别时不能只关注溃疡形态,还要注意观察萎缩瘢痕带、肠管形态特异性改变的情况。

肠结核需要鉴别的肠炎以克罗恩病为代表,鉴别的要点在于两种疾病间存在一些类似情况,如慢性病程、病变分布(回肠、回盲部好发)、病变形态(区域性、非连续性)等。需要与肠结核相鉴别的慢性肠炎及鉴别要点见表 4-1。

表 4-1 肠结核及其他肠炎鉴别要点

特征	肠结核	克罗恩病	阿米巴肠炎	非特异性多发性小肠溃疡	NSAID 相关性肠溃疡	白塞病
溃疡基本形态	环形溃疡	纵形溃疡铺路石征	不规则小溃疡	环形、纵形走向	环形溃疡	类圆形
溃疡好发部位	小肠下段至大肠	小肠下段至大肠	直肠，盲肠	小肠中下部（除外回肠末端）	小肠下段至右半结肠	回盲部
萎缩瘢痕带	有	无	无	无	无	无
炎性息肉	小散在分布	稍大分布偏集中	无	无	无	无
特异性临床表现	其他部位结核	肛门、上消化道病变	黏液血便海外旅游史	慢性贫血	用药史	口腔溃疡，外阴、眼、皮肤病变

（引自青柳邦彦等.IBD research 2009，3: 128-132）

Case 1	女性 20 岁	检查目的	腹痛、血便 1 个月
		病变部位	回肠末端及右半结肠

（病例提供　中山大学附属第一医院　张宁）

― 内镜所见 ―

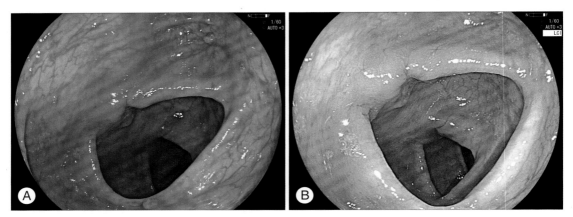

图 A、B　横结肠可见直径约 1.5 cm 不规则溃疡，边缘隆起，LCI 模式下远景视野明亮，有助于病变发现。

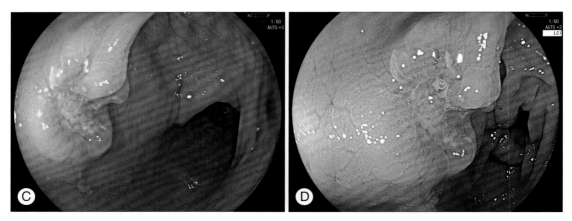

图 C、D　横结肠溃疡近景观察，可见溃疡形态不规则，被覆少量白苔，周边可见明显红晕，LCI 模式下色彩增强，红晕更加凸显。

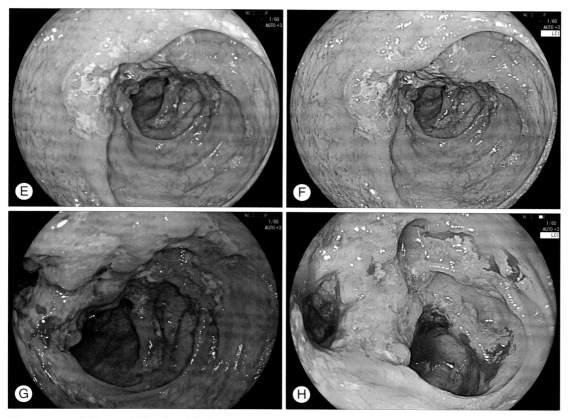

图 E~H 回盲部可见多发不规则溃疡呈环形排列，溃疡覆白苔，周围有红晕；回盲瓣变形、持续开放，上见一不规则溃疡，累及回肠末端；病变区域黏膜脆性增高，有接触性出血。

    内镜诊断   回、结肠多发溃疡。

— 病理所见 —

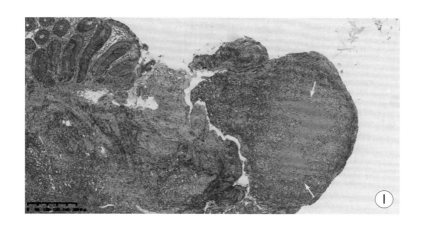

图 1 （盲肠，活检）黏膜慢性活动性炎，部分腺体扭曲变形，黏膜下层见数个上皮样肉芽肿，肉芽肿体积大，部分融合，中央可见干酪样坏死（黄色箭头）。 病变形态倾向考虑为肠结核。 抗酸染色结果： 少量（＋）。

病理诊断　　肠结核。

（病理注释： 陈振煜）

缺血性肠炎

缺血性肠炎（ischemic colitis）是无伴明显主动脉闭塞的肠黏膜可逆性血流障碍所致的区域性急性特发性大肠炎。腹痛、血便、腹泻被称为缺血性肠炎的三主征。70%～100%的患者有腹痛症状，腹痛的特点为突发的、弥漫性中腹部绞痛，70%病例首发症状为血便或腹泻，少数患者首发症状为呕吐、头晕或里急后重。缺血性肠炎好发于除直肠外左半结肠，内镜下可见黏膜肿胀、散在糜烂及纵行浅溃疡、周围黏膜发红。病变特点为节段性受累，治疗后病变快速修复，当坏死严重或怀疑恶性肿瘤时需行手术治疗。

| *Case* 1 | 52 岁男性 | 检查目的 | 血便 1 天，伴腹痛 |
| | | 病变部位 | 乙状结肠、降结肠 |

（病例提供　中山大学附属第一医院　张宁）

— 内镜所见 —

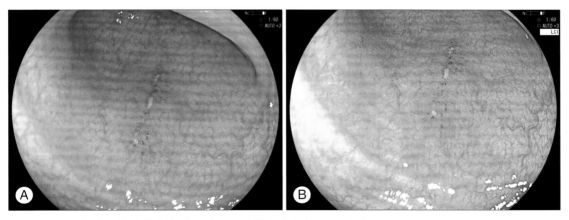

图 A、B 乙状结肠黏膜散在片状充血，可见纵行索状浅溃疡形成。

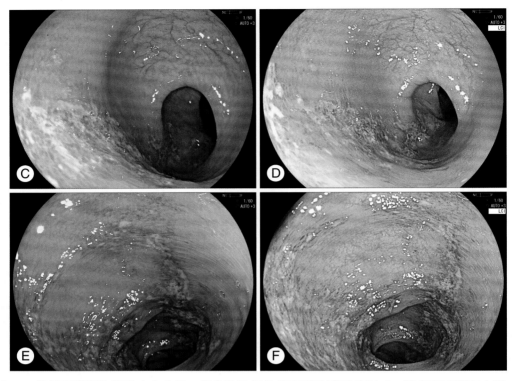

图 C～F 降结肠黏膜弥漫性充血水肿，伴多发纵行条状糜烂及浅溃疡形成，溃疡表面覆有白苔；LCI 模式下炎症、糜烂及溃疡区域色彩对比明显，更易辨识。

内镜诊断 乙状结肠黏膜充血水肿及浅溃疡形成（考虑缺血性肠炎）。

— 病理所见 —

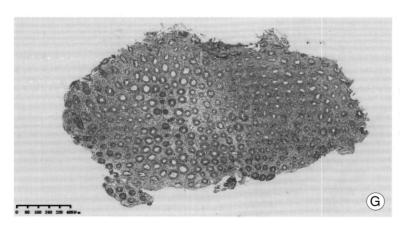

图 G （降结肠，活检）结肠黏膜腺体形状及排列较规则，腺体缩小，黏液细胞减少，黏膜表层间质纤维组织增生，未见隐窝脓肿，未见肉芽肿，形态学可考虑为缺血性肠炎。

病理诊断 符合缺血性肠炎。

（病理注释：陈振煜）

感染性结肠炎

Case 1	男性 33岁	检查目的　　体检
		病变部位　　结肠

（病例提供　内蒙古科技大学包头医学院第二附属医院　年媛媛）

— 内镜所见 —

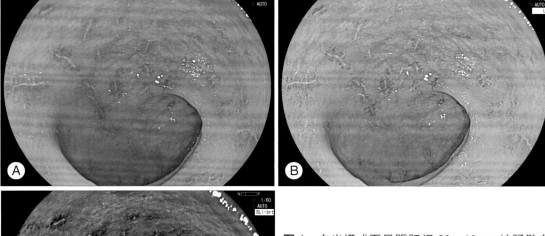

图A　白光模式下见距肛门 20～10 cm 结肠散在条形充血糜烂，病变之间的黏膜色泽正常。

图B　LCI 模式下，充血糜烂的病变区域色泽增强，呈现紫红色。

图C　BLI 所见与白光及 LCI 一致，但 BLI 主要用于放大内镜检查，常规结肠镜检查时相比 LCI 模式亮度较暗。

内镜诊断　感染性结肠炎。

— 病理所见 —

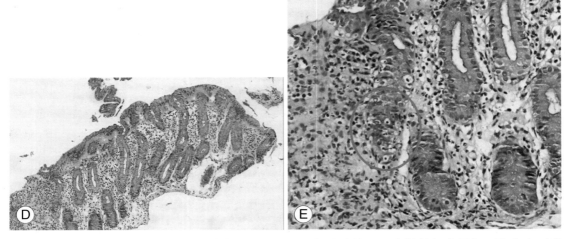

图 D、E （活检标本）固有层内见较多炎细胞浸润，部分腺体可见中性粒细胞浸润，隐窝炎形成（红圈区域）。

病理诊断 黏膜慢性炎症伴糜烂、活动性炎症。

（病理注释：陈振煜）

内镜观察要点

　　感染性结肠炎是由多种病原体引起的以腹泻为主要临床表现的一组急性肠道炎症，急性期内镜下表现为弥漫性充血水肿、不规则糜烂或溃疡，病变之间可见正常黏膜，直肠可不受累或炎症表现较上段结肠轻。

　　对于肠道病变，LCI 显著优于白光、BLI 和 BLI－brt，可以提高病变的检出率，明确病变的范围，结合放大内镜可判断病变的性质。 BLI 在肠道中主要用于放大内镜检查时，常规结肠镜检查时其亮度较暗、不利于观察。 与白光、BLI 及 BLI－brt 模式相比，LCI 模式更能凸显充血糜烂的病变色泽。 放大观察黏膜糜烂处无明确分界线，充血黏膜的腺管规则，考虑炎症反应。 放大观察时，LCI 和 BLI 具有相似的诊断价值。

结直肠非特异性炎症

Case 1	31 岁 男性	检查目的	腹痛查因
		病变部位	乙状结肠 & 直肠

（病例提供　中国人民解放军总医院第一医学中心　穆晨）

— 内镜所见 —

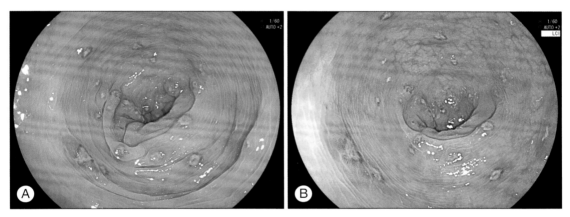

图 A 乙状结肠及直肠可见多发轻度隆起型糜烂灶，顶部轻度凹陷，伴浅溃疡形成，被覆白苔，周围黏膜充血水肿，形成明显红晕。

图 B LCI 模式下病灶与背景黏膜色差增加，红色充血糜烂区域更加明显，便于观察。

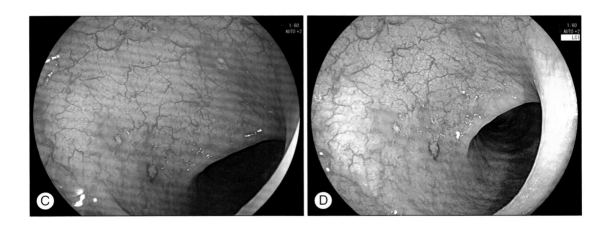

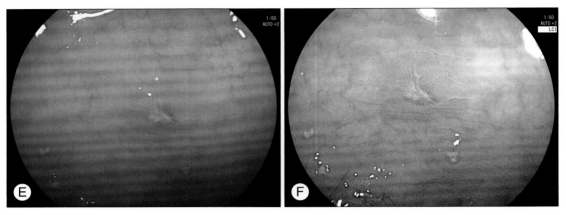

图 C～F 白光及 LCI 病变近景观察，可见病变微隆起，顶端呈类圆形凹陷糜烂，覆白苔，周围可见黏膜红晕，上述表现在 LCI 模式下凸显得更加清晰。

内镜诊断 结肠炎。

— 病理所见 —

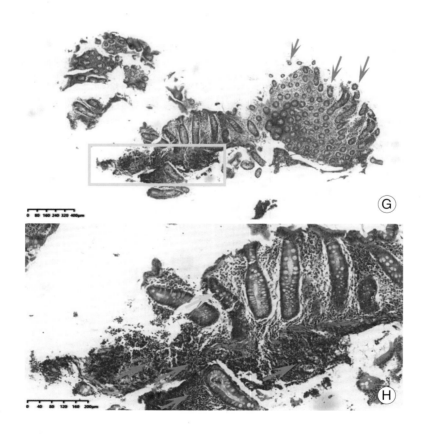

图 G （活检标本）低倍镜下见大肠黏膜组织，部分表面上皮脱失（红色箭头），局部见增生的淋巴组织（黄色框）。

图 H 高倍镜下见黏膜固有层内及黏膜下层有较多淋巴细胞浸润（绿色箭头），少数腺体增生（黄色箭头）。

病理诊断 （乙状结肠）黏膜慢性炎症伴糜烂，少数腺体增生，黏膜固有层及黏膜肌层见增生的淋巴组织。

（病理注释：袁静）

其他肠炎

		检查目的	腹泻查因，明确有无肠道病变
Case 1	女性 49 岁	病变部位	直肠

（病例提供　中国医科大学附属第一医院　张惠晶）

— **内镜所见** —

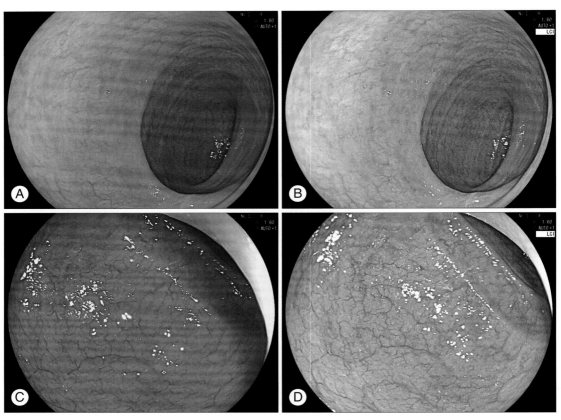

图 A~D　白光下观察直肠黏膜充血灶显示不明显；LCI 模式观察可见黏膜充血灶因色泽的对比强化而更加明显。

　内镜诊断　　直肠炎。

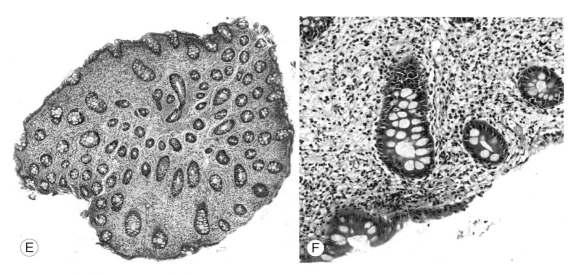

图 E、F （活检标本）直肠黏膜，充血、水肿，轻度炎细胞浸润，伴灶状浅糜烂。

病理诊断 直肠黏膜炎症（轻）。

（病理注释： 陈振煜）

内镜观察要点

　　白光下通常轻度结肠炎的界限判定不清，但 LCI 模式通过镜下亮度及色泽的对比，对炎症的界限能够很好地观察清楚，从而对病变的范围能够作出明确的诊断。

Case 2	女性 48 岁	检查目的	间断腹泻查因
		病变部位	直肠

（病例提供　内蒙古科技大学包头医学院第二附属医院　年媛媛）

一 内镜所见 一

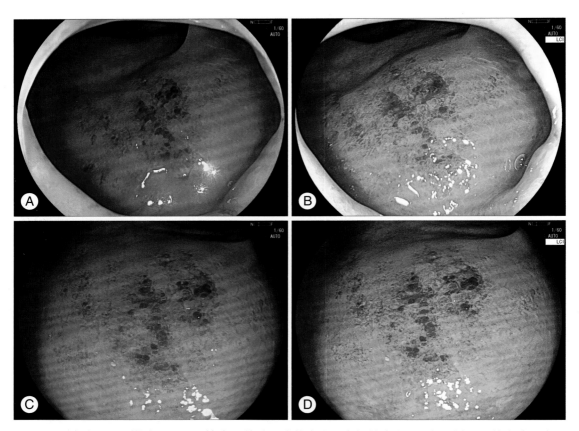

图 A ~ D　白光及 LCI 模式下于近肛管直肠前壁见片状充血、糜烂性病变，局部区域，覆薄血痂，边界模糊，未见明显溃疡性改变；相比于白光，LCI 模式下炎症充血、糜烂部分与周围黏膜色彩对比增强，病变更加凸显易观察。

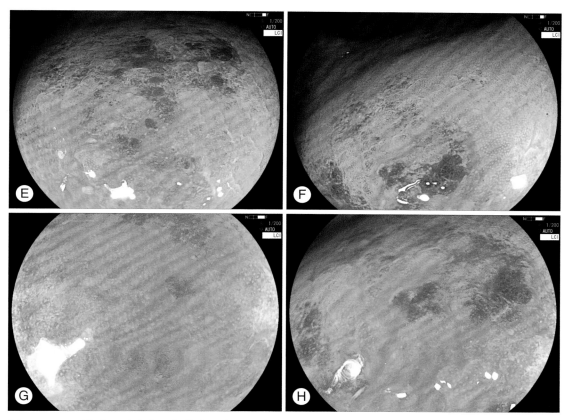

图 E~H LCI 模式下对病变逐级放大观察，见病变无明确边界，表面结构规则，与背景黏膜一致，微血管扩张形态排列规则。

内镜诊断　　直肠黏膜脱垂。

一 病理所见 一

图I、J （活检标本）直肠黏膜慢性炎伴糜烂、活动性炎，部分腺上皮呈轻度非典型性改变；腺管之间的固有层可见肌纤维填充；符合直肠黏膜脱垂综合征的表现。

病理诊断　直肠黏膜脱垂综合征。

内镜观察要点

　　直肠黏膜脱垂分为直肠黏膜内脱垂和外脱垂，其中内脱垂常无明显症状，肛诊时偶能触及松弛的肠壁和肛门内堆积感，偶有在肠镜检查时发现，患者伴有排便困难、便细、排便费力、费时或"腹泻"（便次多）等症状，内镜下表现为肛管上方直肠黏膜的壅集。

（病理注释：陈振煜）

第二节 其他大肠病变

直肠神经内分泌肿瘤

直肠神经内分泌瘤（neuroendocrine tumor，NET）是一种少见的起源于肠道神经内分泌细胞的肿瘤，呈低度恶性，少部分伴有类癌综合征的表现。由于内分泌细胞分布的关系，研究报道，约70%的直肠神经内分泌瘤好发于距肛缘约8～9 cm的直肠下段[1-4]。

直肠NET内镜下需重点观察以下几项内容：①部位（距离齿状线的距离）；②色调（黄色）；③黏膜下肿瘤内镜表现（正常黏膜表面结构，毛细血管扩张）；④硬度（较韧且有弹性）；⑤活动度（可活动）；⑥病变形态特征（有无中央凹陷或溃疡）；⑦确认周围是否有多发病变。

直肠NET是由位于黏膜上皮最深层的内分泌细胞发展而来，外观表现虽与黏膜下肿瘤相似，但属于上皮性肿瘤，因此从黏膜表面行活组织检查通常也可以获取阳性组织。但需要注意的是，对于小于6 mm的病变（即小于活检钳开闭直径）不建议行活检，可选择直接行内镜下切除，因为活检很容易对较小病变的后续内镜治疗产生不利影响。

研究显示，肿瘤直径与浸润深度及淋巴及远处转移风险密切相关，直径11～15 mm的肿瘤约30%发生MP深层浸润，16 mm以上的约50%发生MP深层浸润。治疗方法需结合超声内镜浸润深度的判断，以及CT判断其他脏器及淋巴结有无转移，综合判断行内镜下或外科手术治疗。

参考文献

［1］斉藤裕輔，岩下明徳，飯田三雄：大腸カルチノイド腫瘍の全国集計一大腸カルチノイド腫瘍の治療方針［J］.胃と腸，2005，40：200‐213.

［2］池亀央嗣，岩測三哉，渡辺徹ほか：正常直腸粘膜に分布する内分泌細胞の種類と頻度：カルチノイド腫瘍の発生との関係‐［J］.新潟医学会雑誌，2011，125：75‐84.

［3］岩下明徳，桑野博行，黒岩重和ほか：直腸カルチノイドの病理組織学的検索［J］.日大腸肛門病学会誌，1983，36：284.

［4］Federspiel BH，Burke AP，Sobin LJ，et al. Rectal and colonic carcinoids. A clinicopathologic study 84 cases［J］. Cancer，1990，65：135‐140.

Case 1	男性 33 岁	检查目的	直肠肿物精查
		病变部位	直肠
		肉眼分型	Is

（病例提供　中国人民解放军总医院第一医学中心　穆晨）

― 内镜所见 ―

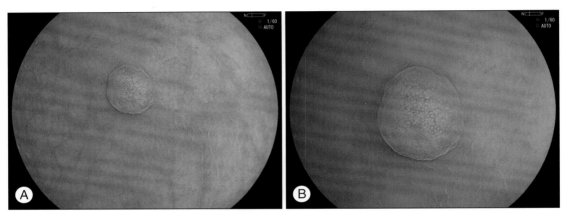

图 A、B 白光模式下于距肛门 5 cm 处直肠见一直径 0.6 cm 半球形隆起，表面光滑，色黄，白光近景观察黄色区域可见黏膜下分支血管网。

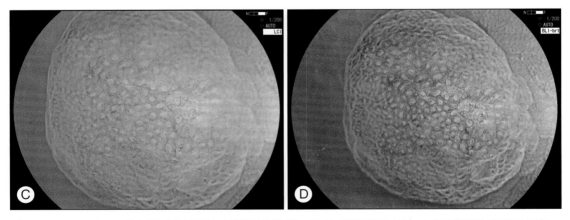

图 C、D LCI 及 BLI 放大模式下可见与周围正常黏膜一致的规则表面结构，与黏膜下肿瘤表现相似；中央黄色区域可见轻度扩张、规则排列的血管网。

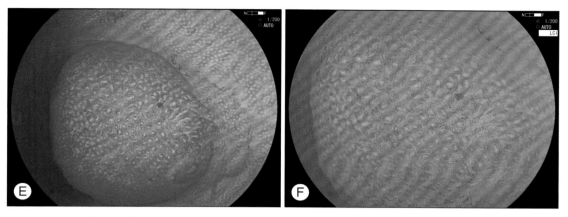

图 E、F 结晶紫染色联合白光及 LCI 可见 pit pattern Ⅰ型腺管开口。

内镜诊断 直肠黏膜下肿瘤（考虑神经内分泌瘤可能性大）。

— 病理所见 —

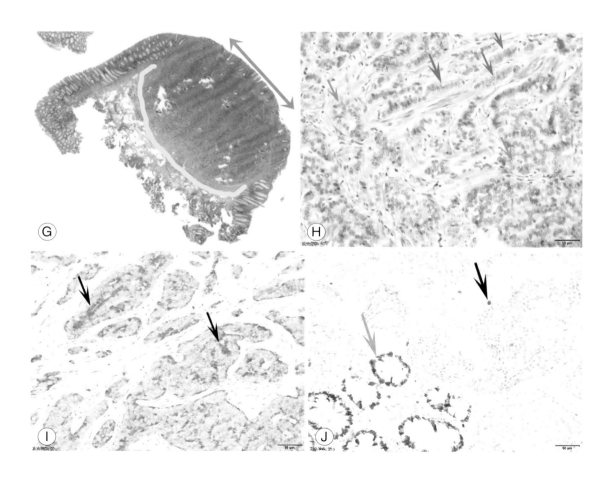

图 G 低倍镜下见肿瘤为隆起型病变（黄色线上方区域），累及黏膜下层；表面可见少许残留的正常腺体（绿色箭头）。

图 H 高倍镜下见肿瘤细胞大小较一致，呈类圆形，核染色质细腻；肿瘤细胞呈条带状（红色箭头）、腺样（蓝色箭头）排列。

图 I 免疫组化 Syn（突触素）染色，阳性信号为棕黄色颗粒状着色，定位于细胞质（黑色箭头）。该指标阳性是神经内分泌肿瘤诊断的必备条件。

图 J 为免疫组化 Ki－67 染色，阳性信号为棕黄色着色，定位于细胞核（黑色箭头）；正常腺体阳性表达可作为内对照（橙色箭头）。根据 Ki－67 阳性率和核分裂象指数，可对胃肠胰神经内分泌肿瘤进行分级。

病理诊断   直肠神经内分泌肿瘤，G1（核分裂象 0 个/10HPF、 Ki－67＋＜ 1%）。

（病理注释： 袁静）

Case 2	女性 32 岁	检查目的	健康查体
		病变部位	直肠
		肉眼分型	0 - Is

（病例提供 中国人民解放军总医院第五医学中心 闵敏）

— 内镜所见 —

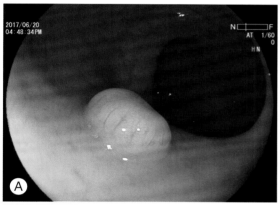

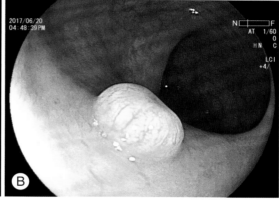

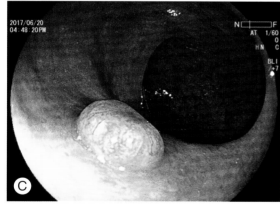

图 A 白光下可见直肠一黏膜隆起，呈半球状，表面覆盖正常黏膜，直径约 1.5 cm，表面光滑，呈淡黄色，与周围分界清晰。

图 B LCI 下可见病变中央轻度凹陷，黏膜色调对比度增强，病变呈黄色改变更加明显，黏膜下扩张血管清晰可见。

图 C BLI 模式下可见黏膜血管清晰可见，扩张迂曲。

内镜诊断 直肠神经内分泌瘤。

病理所见

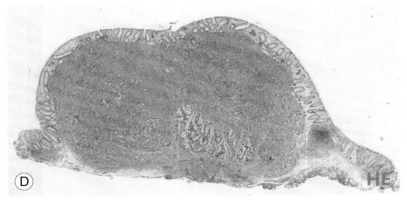

图 D 肿瘤细胞排列成实巢状或菊花样腺管状，膨胀性生长，大部分肿瘤组织周围可见纤维包绕。肿瘤组织浸润至黏膜下层深层。

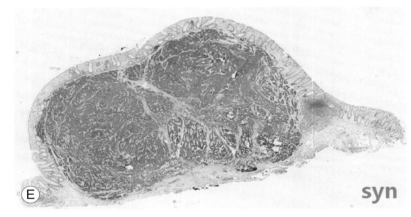

图 E 结合免疫组化表达结果 syn（＋）诊断神经内分泌肿瘤 net，水平切缘阴性。

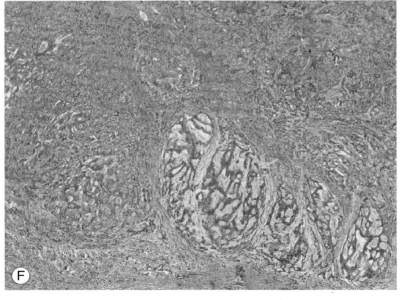

图 F 肿瘤细胞呈卵圆形，大小一致，排列成实巢状（红色箭头）或腺管状（黄色箭头）。

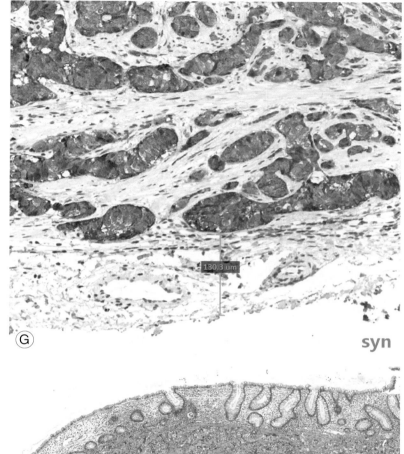

图 G　肿瘤组织距基底切缘最近处约 130 μm。

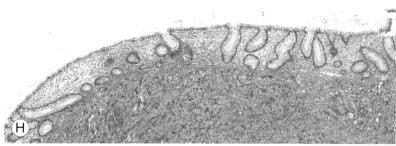

图 H　黏膜层可见正常的肠腺存留，但腺体间的间距增宽明显（黄色箭头）。

　　病理诊断　　神经内分泌瘤，G2，核分裂象约 3 个/10HPF，免疫组化结果显示：　CK（＋），Syn（＋），CgA（＋），CD56（＋），Ki‑67（index 约 2%），CK20（－），肿瘤组织浸润至黏膜下层深层。

（病理注释：陈振煜）

Case 3	女性 36 岁	检查目的	直肠肿物精查
		病变部位	直肠
		肉眼分型	0‑Ⅱb 型

（病例提供　中国人民解放军总医院第五医学中心　闵敏）

― 内镜所见 ―

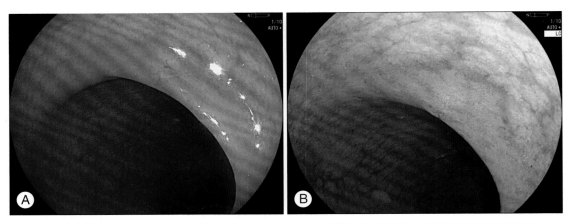

图 A　白光内镜下可见一Ⅱb 型病变，直径约 1 cm，病变处黏膜色泽略浅，顶部略凹陷伴糜烂充血。
图 B　LCI 模式下可见病变处黏膜色泽偏黄，顶部略红，轮廓较白光内镜清晰。

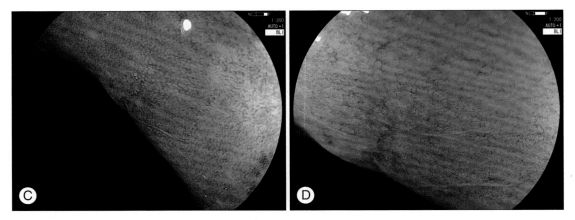

图 C、D　BLI 放大模式下可见病变顶部微血管呈规则的网状结构，表面结构规整与背景黏膜一致。

内镜诊断　直肠神经内分泌瘤，0‑Ⅱb 型。

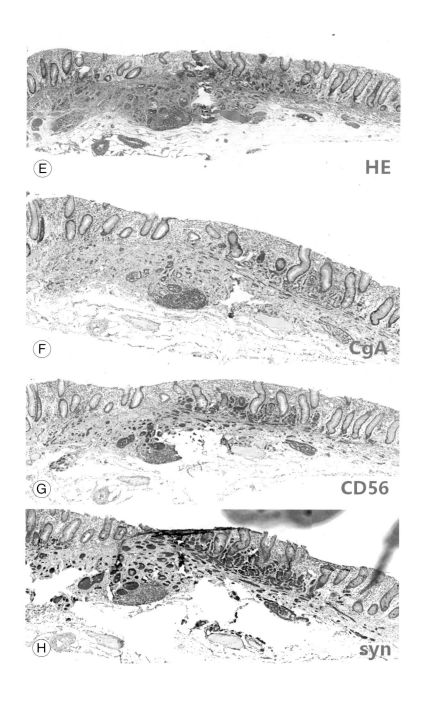

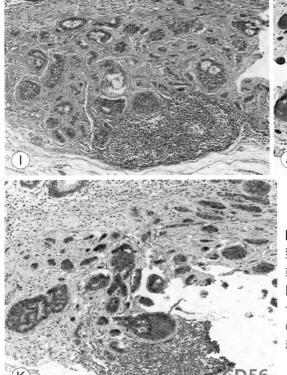

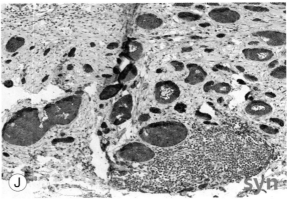

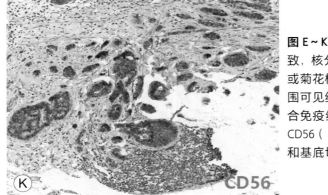

图E~K （ESD标本）肿瘤细胞呈卵圆形，大小一致，核分裂象不明显，排列成实巢状（红色箭头）或菊花样腺管状（黄色箭头），大部分肿瘤组织周围可见纤维包绕。 肿瘤组织浸润至黏膜下层。 结合免疫组化表达结果： Syn（ + ），CgA（ - ），CD56（ + ），诊断神经内分泌肿瘤G1，周边切缘和基底切缘无肿瘤组织残留。

病理诊断　直肠神经内分泌瘤，G1，核分裂象1个/10HPF，侵及黏膜下层。

免疫组化　CK（ + ），CK20（ - ），Villin（ + ），CDX - 2（ - ），Syn（ + ），CgA（ - ），CD56（ + ），Ki - 67（index约1%）。

（病理注释：陈振煜）

Case *4*	男性 62 岁	检查目的	健康体检
		病变部位	直肠
		肉眼分型	0－Ⅱb

（病例提供　中国人民解放军总医院第五医学中心　闵敏）

— 内镜所见 —

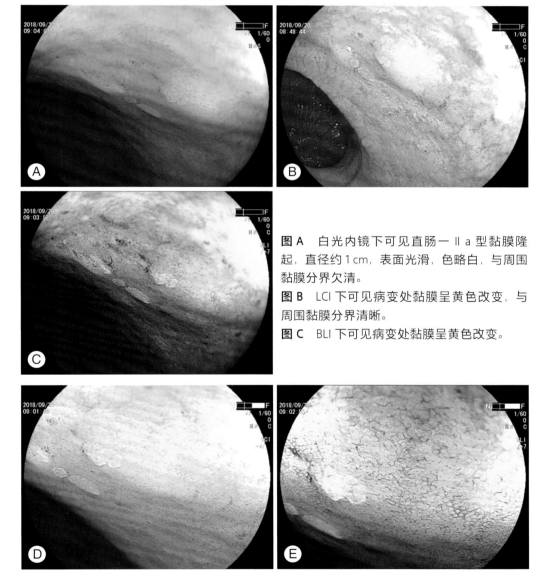

图A　白光内镜下可见直肠一Ⅱa型黏膜隆起，直径约1cm，表面光滑，色略白，与周围黏膜分界欠清。

图B　LCI下可见病变处黏膜呈黄色改变，与周围黏膜分界清晰。

图C　BLI下可见病变处黏膜呈黄色改变。

图D　LCI下可见病变处黏膜色调变浅，呈黄色改变。

图E　BLI放大模式可见病变处血管呈网状结构。

直肠神经内分泌瘤，0-Ⅱb型。

― 病理所见 ―

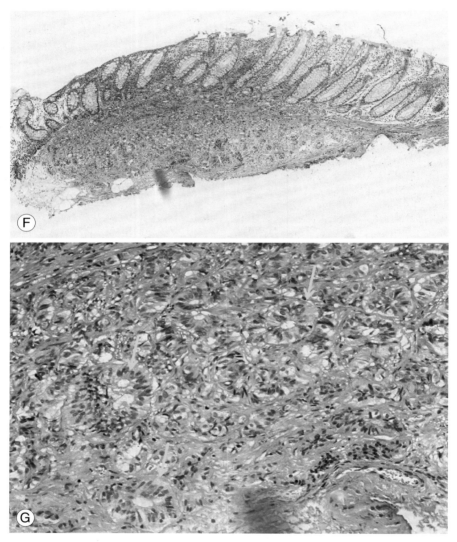

图F、G （ESD标本）肿瘤细胞呈卵圆形，大小一致，核分裂象不明显，排列成小腺管状结构（黄色箭头），大部分肿瘤组织周围可见纤维包绕。 肿瘤组织浸润至黏膜下层。 黏膜表层可见正常肠腺组织存留。

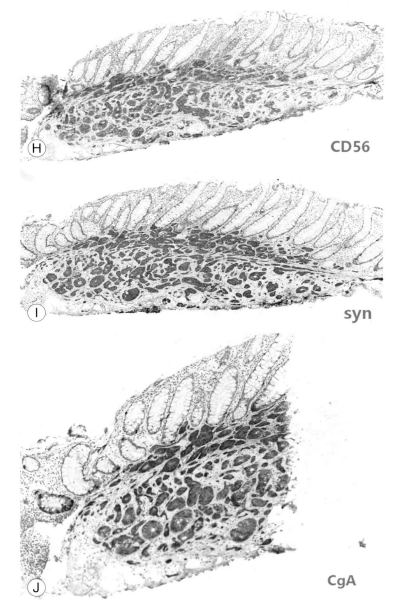

图 H~J 结合免疫组化表达结果 CgA（＋），syn（＋），cd56（＋），诊断神经内分泌肿瘤 G1，周边切缘无肿瘤组织残留，垂直切缘可见肿瘤组织残留。

免疫组化：CK（＋），Syn（＋），CgA（＋），CD56（＋），Ki－67（index 约 2%），CK20（－）。

病理诊断 神经内分泌瘤，G1，核分裂象约 1 个/10 HPF。

（病理注释：陈振煜）

Case 5	男性 42 岁	检查目的	结肠肿物精查
		病变部位	乙状结肠
		肉眼分型	0－Ⅱb

（病例提供　贵州省人民医院　田原）

— 内镜所见 —

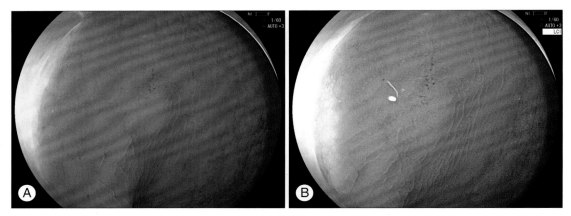

图 A　白光发下现一个黏膜下隆起物，表面发黄；**图 B**　LCI 观察隆起表面发黄，边界更清晰。

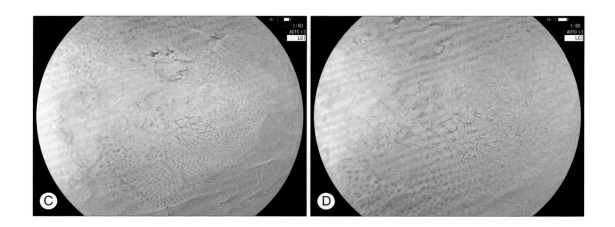

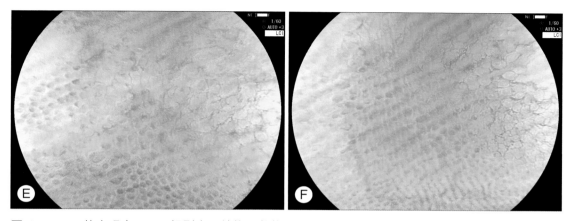

图 C ~ F LCI 放大观察，可见规则表面结构，发黄区域血管扩张，形态规则。

内镜诊断 乙状结肠黏膜下肿瘤（考虑神经内分泌瘤），0-Ⅱb 型。

— 病理所见 —

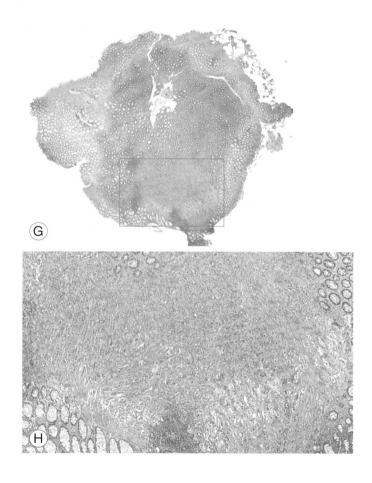

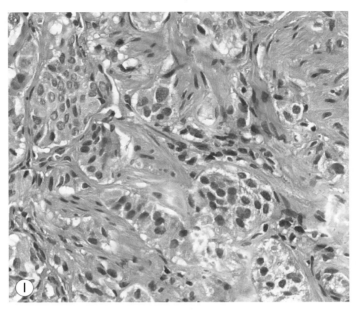

图 G~1 肿瘤细胞核呈空泡状，细胞大小比较一致，排列成实巢状及条索状结构，核分裂象不明显，肿瘤组织周围可见纤维包绕。 符合神经内分泌肿瘤 G1 的表现。

病理诊断　神经内分泌肿瘤 G1。

（病理注释：陈振煜）

结肠黑变病

Case 1	女性 68 岁	检查目的	便秘 10 余年查因
		病变部位	全结肠

（病例提供　中国人民解放军总医院第一医学中心　王楠钧）

— 内镜所见 —

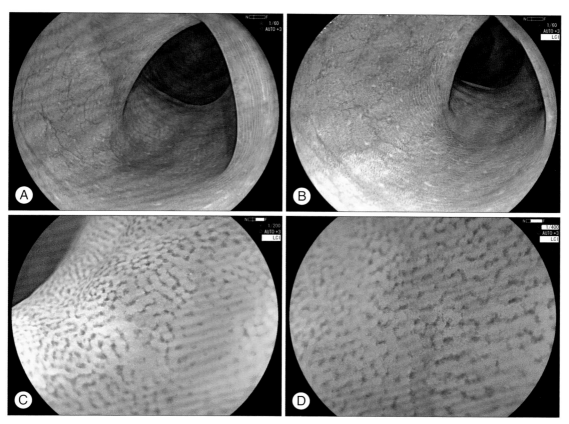

图 A~D 白光图像。结肠黏膜呈浅棕色花斑样改变，血管纹理较清晰，诊断为结肠黑变病（轻度）；LCI 模式下，病变的浅棕色改变更为显著，色差对比更加明显，易辨识。

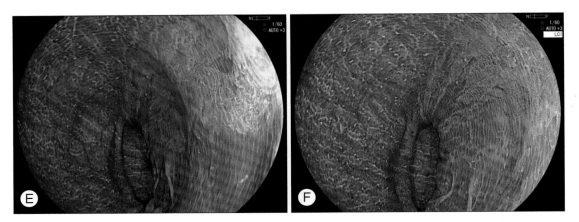

图 E 白光下可见结肠黏膜呈棕色花斑样改变，血管纹理尚清晰，诊断为结肠黑变病（中度）。

图 F LCI 模式下观察，病变的棕色改变更为显著，色差对比更加明显，易于辨识。

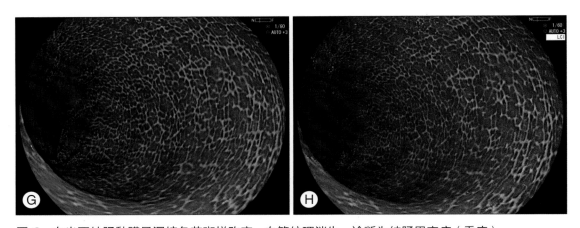

图 G 白光下结肠黏膜呈深棕色花斑样改变，血管纹理消失，诊断为结肠黑变病（重度）。

图 H 病变在 LCI 模式下深棕色改变更为显著，色差对比更加明显，易辨识。

内镜诊断　结肠黑变病（重度）（此例患者不同肠段分别呈轻、中、重度表现）。

病理所见

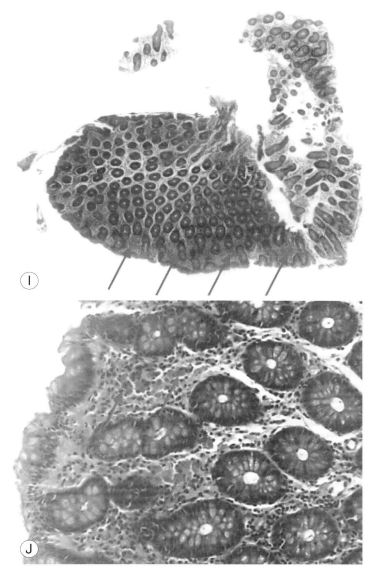

图 I、J （活检标本）图 I.低倍镜下见大肠黏膜组织，固有层内染色呈棕黄色（红色箭头）。 图 J.高倍镜下见黏膜固有层内有棕黄色粗颗粒样物（绿色箭头）。

病理诊断 结肠黏膜黑变病。

（病理注释： 袁静）

结肠气囊肿

| Case 1 | 女性 68 岁 | 检查目的 | 腹胀查因 |
| | | 病变部位 | 升结肠 |

（病例提供　中国人民解放军总医院第一医学中心　王楠钧）

— 内镜所见 —

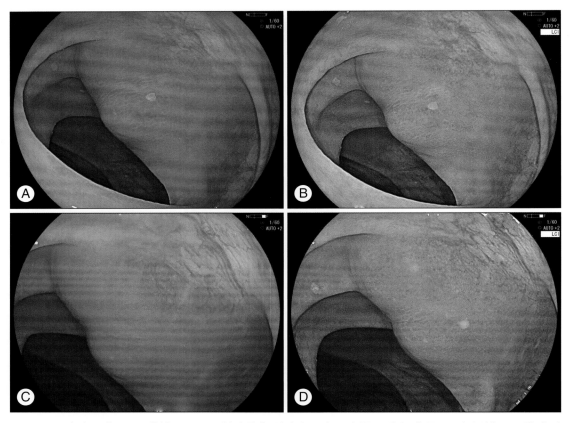

图 A～D　白光图像。　于升结肠可见一较大隆起型改变，表面光滑，透亮感明显，色泽较周围黏膜对比相对较淡，诊断为结肠气囊肿；LCI 模式下，病变表面色泽较周围黏膜相比，色差对比更加明显，易辨识。

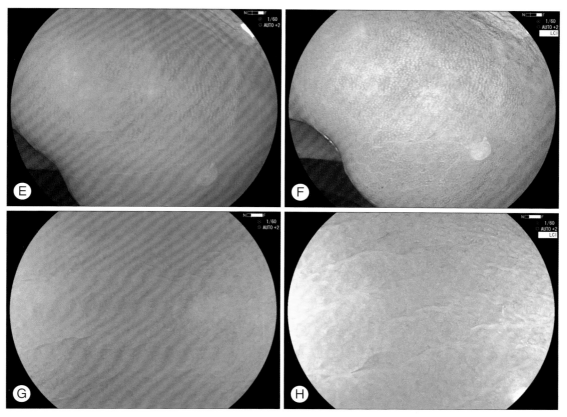

图 E~H 白光图像。 在中倍及高倍放大视野下，可见病变表面部分微结构显示；LCI 模式下，由于色调对比增强，色差对比更加明显，表面微结构相对更易辨识。

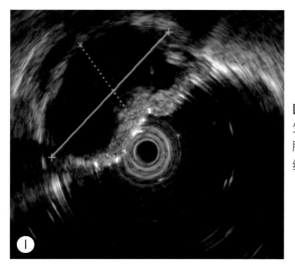

图 I 超声内镜下，可见隆起型肿物大部向腔内生长，内呈均质无回声改变，起源于第三层（黏膜下层），所测截面大小约 18.2 mm × 10.5 mm；结合内镜下表现，考虑结肠气囊肿。

内镜诊断 结肠气囊肿。

第五章

LCI 在下消化道疾病的
研究进展与展望

LCI 作为一种新型的 IEE 技术，凭借高亮的图像视野改善内镜观察环境，窄带光联合色彩扩张技术凸显病变结构及色彩，从而实现对病变快速有效的检出及诊断。加之，LCI 图像色调类似于白光，更加有利于内镜医生接受和掌握，因此获得了越来越多的内镜医生的认可及应用。在 LCI 的临床应用潜能催动下，国内外的临床工作者对其开展了众多的临床研究，并且越来越多的研究结果验证了 LCI 独特的临床价值，并在临床上得以广泛应用。结合现有的临床研究，LCI 在结直肠的临床价值主要体现在提高肿瘤性病变的检出及炎性病变的诊断两方面。

一、 LCI 用于结直肠肿瘤性病变的检出

Yoshida 等[1]学者对 LCI 模式下大肠病变可视性进行了一系列相关研究，研究中应用白光、BLI-brt、LCI 三种模式下息肉观察的视频资料，分别请有经验及经验不足的内镜医生对各模式下的息肉可见性进行评估。结果显示，无论对于有经验或经验不足的内镜医生，LCI 模式下的息肉可见性得分都显著高于白光模式（3.11±1.05 *vs.* 2.50±1.09；$P<0.001$）；在不同位置、大小、组织学、形态学和不同肠道准备质量等因素下，LCI 模式下息肉的可见性评分也均显著高于白光模式，尤其对于微小息肉（直径≤5 mm）、扁平息肉，LCI 下的可视性都较白光显著提高。国内一项多中心的随机交叉临床研究结果显示[2]，与白光相比，LCI 显著增加结肠息肉检出率 24%，敏感度明显高于白光（91% *vs.* 73%，$P<0.0001$），同时腺瘤检出率和每位患者的平均腺瘤检出数量 LCI 组均显著高于白光组（分别为 56.9% *vs.* 43.2% 和 1.38 *vs.* 0.82；$P=0.03$）。意大利 Paggi 等[3]一项随机对照临床研究中，将 600 名患者按照 1∶1 随机分为两组（LCI-WLI & WLI-LCI），分别进行右半结肠息肉检查。结果

表明,LCI 模式下右侧结肠的腺瘤漏诊率较白光显著降低(11.8% vs. 30.6%,$P<0.001$)。LCI 的应用对微小腺瘤的诊断也有重要影响。一项巴西的随机对照试验表明[4],LCI 对小于 5 mm 的腺瘤的检出率(41%)明显高于 WLI(27%)($P=0.02$)。尽管大多数情况下这类病变均为低级别病变,但是增加检测 5 mm 大小的腺瘤,可提高对大肠癌高危患者的识别,提示应缩短这类患者的肠镜监测间隔。

对于直肠侧向发育型肿瘤,在远景观察的时候,LCI 就可以清楚地显示为亮红色区域,LCI 可以更好地发现该类病变并清晰描绘其边界范围[5]。Suzuki 等人[6]分析了非颗粒性扁平病变的可见性,发现 BLI-bright 的可见性评分显著高于 WLI($P<0.001$),LCI 的可见性评分显著高于 BLI-bright($P<0.001$);此外,无论内镜医师的经验如何,LCI 的可见度评分均明显高于 BLI-bright 和 WLI($P<0.001$)。

对于 SSA/P,由于表面黏膜微血管不可见,因此使用 BLI 和 NBI 之类的 IEE 技术通常难以被检测到,而 LCI 会使血管较少的区域发白,从而有助于 SSA/P 的诊断。Suzuki 等[6]指出,虽然 SSA/P 的可见度得分低于非 SSA/P 病变,但是 LCI 模式下 SSA/P 的可见度得分仍然明显高于 BLI-bright 和 WLI($P<0.001$)。Fujimoto 等[7]也用静态图像分析的方法研究了 WLI、BLI、BLI-bright 和 LCI 在 SSA/P 诊断中的价值,结果显示,与其他内镜图像增强技术相比,使用 LCI 观察 SSA/P 的色差值最高。无论专家还是非专家,LCI 对 SSA/P 的检出率均显著高于 WLI($P<0.01$),而 BLI-bright 仅对非专家的 SSA/P 的检出率比 WLI 高 14%($P=0.01$);对于不同医生之间的诊断一致性评估,也只有 LCI 表现出了极好的一致性。

二、LCI 用于结直肠肿瘤的特征分析

浸润深度的诊断对于早期大肠癌的内镜治疗至关重要,使用结晶紫染色联合放大内镜对 pit pattern 分析来判断浸润深度具有极高的诊断准确度[8-10],被认为是金标准。图像增强内镜(IEE),如 BLI 或 NBI 是另一种易于评估浸润深度的方法,但对于病变表面微血管或微结构不规则的情况下,仍需结合色素内镜下 pit pattern 观察来提高病变浸润深度判断的准确性。

基于 LCI 能够增强黏膜微小色差,清晰显示黏膜表面血管及结构,有学者[11]对早期结直肠癌患者进行白光和 LCI 下联合使用近距离放大和结晶紫染色观察,结果显示 LCI 近距离放大结合结晶紫染色的诊断结果与病理结果相近,有望提高早期大肠癌浸润深度内镜诊断的准确性。Sakamoto 等学者研究发现[12],由于系统的光学特性,白光(WLI)、BLI 和 LCI 模式下观察结晶紫染色后的病变具有独特的特点,即在 WLI 中 pit pattern 形态最明显,BLI 中

微血管形态最清晰，LCI中pit pattern和微血管都能清晰地识别。即结晶紫染色后的LCI提供了更多关于诊断的信息，可以同时获取微血管和pit pattern的信息。因此，LCI联合结晶紫染色对于结晶紫染色较少的病变区域的诊断可能是更加有利的。

目前对于结肠息肉内镜下分型，NICE分类系统被广泛运用于临床实践。有研究[13]回顾性分析了LCI模式下参照NICE分型对结肠息肉的病理类型进行预测，结果发现，肿瘤病变预测的敏感度、特异度、阳性预测值和阴性预测值分别为96.5％、83.8％、90.2％和93.9％，且与使用NBI评估NICE分类研究[14]的结果相似，表明LCI结合NICE分类系统也是预测结肠息肉可能组织学特点的有力工具。

三、LCI用于UC结肠黏膜愈合程度评估

在UC患者中，内镜黏膜愈合（MH）的实现是一个更好的长期临床结果（如降低结肠切除的风险和避免UC相关性结肠癌）的预测因素，因此实现内镜下MH是治疗UC的一个新的治疗目标。然而，到目前为止，还没有一个标准化的标准来评估疾病的严重程度和MH的定义。尽管有临床研究[15-16]已经将MH定义为Mayo内镜评分为0或1，但是基于后来一系列的研究报告，提出Mayo内镜评分1不适用于黏膜缓解，因为高复发率，甚至Mayo内镜评分为0的患者也出现了复发。所以，除了Mayo内镜评分以外，临床还需要新的内镜标准来评估UC的黏膜愈合程度。

基于LCI的技术特点，日本有临床研究[17]分析了LCI对于UC临床缓解患者的实用性。该研究根据LCI内镜图像的黏膜充血程度和血管是否可见提出LCI分型，分为三类LCI-A、LCI-B和LCI-C。使用此分类方法，专家与非专家之间、非专家与非专家之间的诊断一致性都很好（kappa值均＞0.9）。此外，LCI分类与Mayo内镜下评分无关，尤其是它可以细分Mayo内镜下评分1。此外，这项研究中也证明了LCI分类是UC复发的预测指标，与分类为LCI-B、LCI-C的患者相比，分类为LCI-A的患者具有统计学上更高的非复发率。由于Mayo内镜评分与非复发率无统计学意义上的相关性，因此在预测UC患者的复发方面，LCI分类可能优于Mayo内镜评分。这些结果表明，LCI分类系统可能为评估UC患者的结肠黏膜提供了一种新的方法，有望替代Mayo内镜下评分。

四、LCI用于炎性肠病的癌变监测

IBD相关性肿瘤的监测是IBD患者长期治疗中的重要问题。即使通过内镜观察，结肠

炎相关的肿瘤病变常较平坦且边界不清晰,加之炎症活跃的黏膜和炎性假息肉使得普通白光结肠镜监测肿瘤变得困难。传统上,建议采取随机活检策略,但是留下了患者依从性问题,也大大增加了内镜检查人员和病理学家的负担。

与标准白光内镜相比,新的内镜技术(如高分辨率白光结肠镜和色素内镜检查)增加了非典型增生病变的检出,这也是很多专家更倾向于使用色素内镜进行靶向活检而不是对样本随机取样的原因,但全大肠染色操作耗时。

LCI 在窄带光成像的基础上对图像进行色彩扩张,使病变色彩及细微结构方面都得到强调,从而增强了与背景黏膜的对比,提高病变的辨识度,在大肠息肉的筛查方面显示了强大的优势。有专家也将 LCI 逐渐应用于 UC 相关肿瘤病变的检出研究中,初步研究表明,LCI 可以提高 UC 相关肿瘤病变的辨识度,并可准确指导靶向活检的实施,在 UC 相关肿瘤病变监测中有着令人期待的临床应用价值。

展望

目前,LCI 技术在大肠息肉及腺瘤检出方面的价值已经得到众多临床研究的验证。在炎症性肠病应用方面,如黏膜炎症程度评价、炎性肠病相关肿瘤性病变检出等临床应用价值,仍需多中心临床随机对照试验进一步验证。我们期待相关研究成果的出现,为 LCI 在炎性肠病内镜诊疗方面的应用提供更加强大的科学依据。

展望未来,LCI 是作为一种非常有前途的内镜技术,相信随着各种临床研究的进一步深入开展,LCI 带来的临床价值将会不断地被挖掘并应用于临床。LCI 等 IEE 新技术在临床推广应用的同时,我们还需要注意积累更多内镜相关的病例信息,建立完善的病例图像数据库。21 世纪是大数据的时代,新技术与人工智能的有效结合及应用是未来科学发展的一个重要方向。目前,内镜诊疗也逐步进入人工智能研究阶段,IEE 技术结合人工智能在消化道内镜辅助诊疗的研发工作已在全球范围积极开展,其中 LCI/BLI 大肠息肉检查的内镜辅助 AI 产品已由富士公司开发,近期已在欧洲获准应用。相信随着 LCI 应用的不断拓展,LCI 相关的 AI 产品会逐步推出,为下消化道内镜诊疗工作提供更有力的技术支持,帮助内镜医生,服务更多患者。

参考文献

[1] Yoshida N,Naito Y,Yasuda R,et al. Linked color imaging improves the visibility of various featured colorectal polyps in an endoscopist's visibility and color difference value [J]. Int J Colorectal Dis,2017,32:1253 - 1260.

［2］ Min M，Deng P，Zhang W，et al. Comparison of linked color imaging and white-light colonoscopy for detection of colorectal polyps：a multicenter，randomized，crossover trial ［J］. Gastrointest Endosc，2017，86：724－730.

［3］ Paggi S，Mogavero G，Amato A，et al. Linked color imaging reduces the miss rate of neoplastic lesions in the right colon：a randomized tandem colonoscopy study ［J］. Endoscopy，2018，50：396－402.

［4］ Dos Santos CEO，Malaman D，Pereira-Lima JC，et al. Impact of linked-color imaging on colorectal adenoma detection. Gastrointest ［J］. Endosc，2019，90：826－834.

［5］ Okada M，Sakamoto H，Takezawa T，et al. Laterally spreading tumor of the rectum delineated with linked color imaging technology ［J］. Clin Endosc，2016，49：207－208.

［6］ Suzuki T，Hara T，Kitagawa Y，et al. Linked-color imaging improves endoscopic visibility of colorectal nongranular flat lesions ［J］. Gastrointest Endosc，2017，86：692－697.

［7］ Fujimoto D，Muguruma N，Okamoto K，et al. Linked color imaging enhances endoscopic detection of sessile serrated adenoma/polyps ［J］. Endosc Int Open，2018，6：E322－E334.

［8］ Matsuda T，Fujii T，Saito Y，et al. Efficacy of the invasive/non-invasive pattern bymagnifying chromoendoscopy to estimate the depth of invasion of early colorectal neoplasms ［J］. Am J Gastroenterol，2008，103：2700－2706.

［9］ BiancoMA，Rotondano G，Marmo R，et al. Predictive value of magnification chromoendoscopy for diagnosing invasive neoplasia in nonpolypoid colorectal lesions and stratifying patients for endoscopic resection or surgery ［J］. Endoscopy，2006，38：470－476.

［10］ Sakamoto T，Saito Y，Nakajima T，et al. Comparison of magnifying chromoendoscopy and narrow-band imaging in estimation of early colorectal cancer invasion depth：a pilot study ［J］. Dig Endosc，2011，23：118－123.

［11］ Takuto，Suzuki，Taro，et al. Magnified endoscopic observation of early colorectal cancer by linked color imaging with crystal violet staining（with video）［J］. Gastrointestinal Endoscopy，2016.

［12］ Sakamoto T，Inoki K，Takamaru H，et al. Efficacy of linked colour imaging in magnifying chromoendoscopy with crystal violet staining：a pilot study ［J］. International Journal of Colorectal Disease，2019，34（7）：1341－1344.

［13］ Chi-Huan W，Tsung-Hsing C，Chen-Ming H，et al. Linked-color imaging combined with the NICE classification system for optical diagnosis of colon polyps：new image-enhanced endoscopic technology for pathological prediction ［J］. Therapeutics & Clinical Risk Management，2017，13：1317－1321.

［14］ Kim JJ，Hong KS，Kim JS，et al. A Randomized Controlled Clinical Study Comparing the Diagnostic Accuracy of the Histologic Prediction for Colorectal Polyps Depending on the Use of Either Magnified or Nonmagnified Narrow Band Imaging ［J］. Clinical Endoscopy，2015，48（6）：528－533.

［15］ Colombel JF，Rutgeerts P，Reinisch W，et al. Early mucosal healing with infliximab is associated with improved long-term clinical outcomes in ulcerative colitis ［J］. Gastroenterology，2011，141：1194－1201.

［16］ Reinisch W，Sandborn WJ，Hommes DW，et al. Adalimumab for induction of clinical remission in moderately to severely active ulcerative colitis：results of a randomised controlled trial ［J］. Gut，2011，60：780－787.

［17］ Uchiyamaa K，Takagia T，Kashiwagi S. Assessment of Endoscopic Mucosal Healing of Ulcerative Colitis Using Linked Colour Imaging，a Novel Endoscopic Enhancement System ［J］. Journal of Crohn's and Colitis，2017，11：1－7.

第六章
胃肠道活检及 ESD 标本
的规范化处理

病理诊断是对离体组织性质的最终判定，也是公认的金标准。相比于外科手术，内镜下所获取的标本比较小，因此不够规范的标本处理很容易造成最终病理诊断的不准确。所以，标本的规范化处理工作无论对于病理医生的诊断抑或是临床医生的回顾提升都是至关重要的。做好消化道病理的规范化处理首先就要从病变离体后做起，消化内镜医生接触的消化道标本主要为活检标本以及早癌内镜黏膜下剥离标本，接下来的内容围绕这两方面展开。

一、 活检标本的规范化处理

近年来国内内镜的早癌检出率迅速提升，这要归功于内镜检查活检率的提高。那么对于内镜活检标本的规范化处理需要注意以下几点。

（1）内镜操作间提前准备好活检标本专用标本瓶。

（2）活检组织较小，易碎，医生取出时注意操作要轻柔。

（3）活检标本由于组织体积较小，因此在 4% 中性甲醛溶液或 10% 中性缓冲福尔马林液中固定时间达到 2 小时，即可对其进行下一步处置。

（4）组织包埋是对于活检组织制片很重要的一步，为了更加准确地判断病变，包埋时需要将其立埋（可借助放大镜或解剖显微镜确认黏膜面），使其切片同时呈现出上皮层、黏膜固有层和黏膜肌层（图 6 - 1）。

二、 ESD 标本

随着医疗技术的不断发展，内镜下针对早期癌症的手术愈发成熟，与此同时，内镜手术

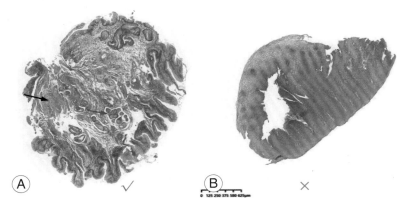

图 6-1 活检切片镜下图

A.正确包埋活检组织切片可见上皮层（黄箭头），固有层（蓝箭头）及黏膜肌（黑箭头）；B.包埋方向错误，切片仅见上皮层。

的术后标本和病理也在积极地发展着。针对不同部位的标本也有其不同的处理方法。

（一）食管

由于食管标本组织过于纤薄，临床医生在固定食管标本时应使用眼科镊，小心轻柔地将其展开至接近其在患者体内的生理状态，尽量还原成内镜下病变的初始形态，尤其要注意固定针要同时穿过鳞状上皮及黏膜肌层（图 6-2）。

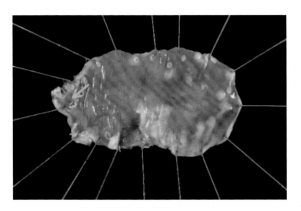

图 6-2 食管标本固定

黄箭头：固定针同时穿过上皮及黏膜肌，符合固定标准；
蓝箭头：固定针只穿过上皮层，黏膜肌皱缩在里面未完全展开，固定时需要避免此种情况。

在标本固定板上标记好口侧及肛侧后，及时将其完全浸没在 4％中性甲醛溶液或 10％中性缓冲福尔马林液中，至少要保证 5～10 倍于标本体积的固定液，固定时间以 12～48 小时为宜。

需要注意的是在标本离体后的延展及临床医生拍照过程中,需要保持标本湿润,并尽快将标本放入固定液中,上述操作最好在 30 分钟内完成,在展开标本的过程中可使用生理盐水保持标本的湿润。若标本表面有黏液可轻度擦拭、冲洗,注意不要破坏标本表面组织完整。固定后的标本处理流程如下:

(1) 标本固定完全,在取材前需先留取标本信息的图片。

(2) 打开标本固定盒,留取当前标本状态图片(图 6 - 3)。

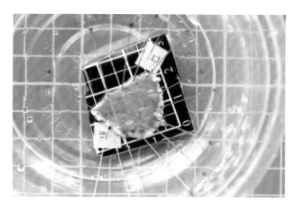

图 6 - 3　标本固定开盒后留图

(3) 食管标本需要在流水下冲洗半小时,便于后期卢戈碘液着色。

(4) 将标本从固定板上取下,观察其表面状态,测量组织大小,并留取图片,注意拔取固定针时不要损坏标本;测量大小可以对标本进行透光实验(图 6 - 4),便于观察病变的整体血管分布及血供情况。

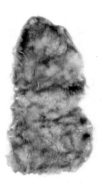

图 6 - 4　透光实验

（5）随后对其进行碘染，根据染色结果（图6-5）确定改刀方向，根据早癌标本取材原则（于病变距水平切缘最近处做一条切线，垂直于切线的方向取材，每条组织宽约2～3 mm，图6-6）进行取材。取材结束后留取图片信息。

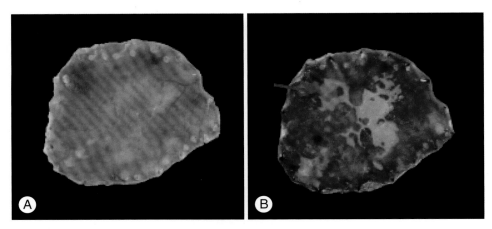

图6-5　标本碘染色

食管取材前需进行碘染，帮助确定病变位置；碘染前（图A），碘染后（图B），蓝箭头所示为病变区域。

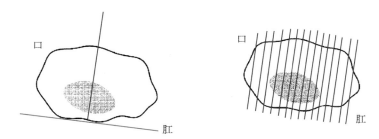

图6-6　ESD标本取材原则

红线为病变距水平切缘最近处所作切线；蓝线为取材线。

（6）取材后的组织条按一定次序摆放入包埋盒中，并进行颜色标记，组织条上下使用海绵固定，保证其在脱水过程中不弯曲变形（参考后文图6-9）。

（7）接下来通过一系列制片过程获得标本的病理切片。此时，切片交于病理医生进行诊断，并由病理医生在其高清扫描图上标记出病变范围，通过病理医生标记的病变范围制作标本复原图，临床医生参考病变复原图对比其镜下所见。

（二）胃

胃部标本同样要在离体30分钟内将标本适度伸展至尽可能地接近其在患者体内的生理形态，尽量还原成内镜下病变的初始形态并用固定针将其固定后浸没在4%中性甲醛溶液或10%

中性缓冲福尔马林液中,至少要保证5~10倍于标本体积的固定液,固定时间以12~48小时为宜。

其操作步骤较食管相对简单,具体如下:

(1)标本固定完全,在取材前需先留取标本信息的图片。

(2)打开标本固定盒,留取当前标本状态图片。

(3)将标本从固定板上取下,观察其表面状态,测量组织大小,并留取图片。注意拔取固定针时不要损坏标本(图6-7)。

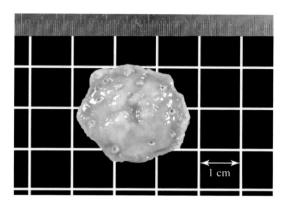

图6-7 测量标本大小并观察其表面状态

(4)随后对其进行评估,确定病变形态,根据肉眼观察到的病变确定改刀方向,按早癌标本取材原则(于病变距水平切缘最近处改刀,每条组织宽约2~3 mm)进行取材。取材结束后留取图片信息。若可见病变隆起或凹陷,取材时第一刀应在其最大切面处或病变最深处(图6-8)。

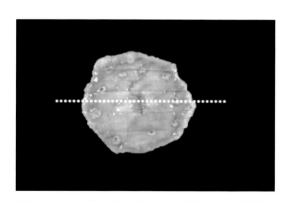

图6-8 虚线为取材第一刀,经过病变最深处

(5)取材后的组织条按一定次序摆放入包埋盒中(图6-9),并进行颜色标记,保证其在脱水过程中不弯曲变形。

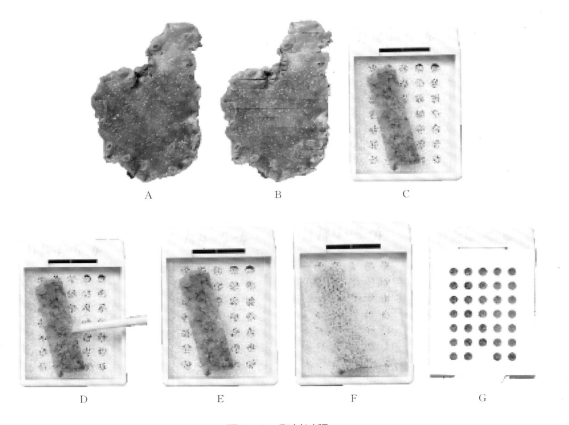

图 6-9　取材过程

A.标本取材前；B.标本取材后；C.将取材后的组织条按每 3 条组织左右为一盒放入包埋盒中，并使其基底面朝上，便于标记颜色；D.使用棉棒蘸取生物染色试剂标记方向；E.生物染色试剂标记过的组织条（黄色点）；F.使用薄海绵上下固定组织条；G.盖上盒盖，进行下一步组织脱水。

（6）接下来使用脱水机对标本进行脱水，约 15 小时，脱水后即对标本进行包埋，包埋时要注意每条组织的翻转方向保持一致，制片时方向也需统一，以保障复原工作的顺利进行（图 6-10）。

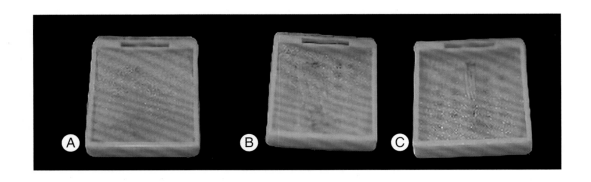

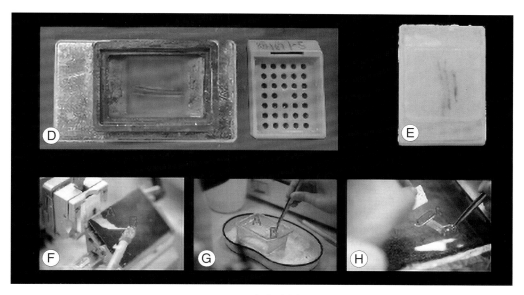

图 6-10　包埋制片过程

A、 B.脱水后形态；C~E.按标记方向，对组织条进行立埋；F.切片（注意方向 A→B）；G.在低浓度乙醇溶液中快速展片（注意方向 A→B）；H.在温水中捞片（注意方向 A→B）。

（7）切片交于病理医生进行诊断，并由病理医生在其高清扫描图上标记出病变范围，通过病理医生标记的病变范围制作标本复原图，临床医生参考病变复原图对比其镜下所见（如图 6-11）。

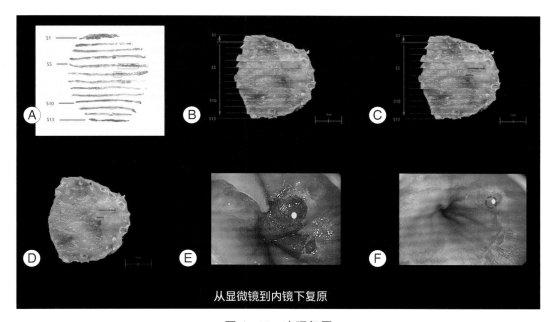

从显微镜到内镜下复原

图 6-11　病理复原

A.病理医生在病理高清扫描图上标记病变；B.取材后的标本图像；C.病变在取材后的标本图像上所在位置（将图 a 中病变在图 b 中标记出来）；D.病变在取材前的标本图像上所在位置；E、 F.根据病变在体外标本上的位置寻找其在内镜下的位置。

（三）肠道

肠道标本同样要在离体30分钟内将标本适度伸展至尽可能接近其在患者体内的生理状态，尽量还原成内镜下病变的初始形态，并用固定针将其固定后浸没在4%中性甲醛溶液或10%中性缓冲福尔马林液中，至少要保证5～10倍于标本体积的固定液，固定12～48小时。

（1）标本固定完全，在取材前需先留取标本信息的图片。

（2）打开标本固定盒，留取当前标本状态图片。

（3）将标本从固定板上取下，观察其表面状态，测量组织大小，并留取图片。注意拔取固定针时不要损坏标本。

若有条件的单位，可对光源进行特殊处理后观察，可以更加清楚地观察到病变表面的形态及结构（图6-12）。

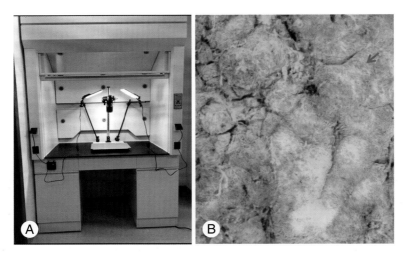

图6-12　特殊光源下拍摄图像

A.标本拍摄系统；B.标本在体外特殊光源处理下的拍摄图像，可进行局部放大，看到病变表面的腺管微结构（蓝箭头）和微血管（黄箭头）类似内镜下窄带光放大成像的效果。

（4）随后对其进行评估，确定病变分型，根据肉眼观察到的病变确定改刀方向，根据早癌标本取材原则（于病变距水平切缘最近处改刀，每条组织宽约2～3 mm）进行取材。取材结束后留取图片信息。

若标本为带蒂型隆起，取材时第一刀应通过蒂部最大切面的位置。

（5）取材后的组织条按一定次序摆放入包埋盒中，并进行颜色标记，保证其在脱水过程中不弯曲变形。

（6）接下来通过一系列制片过程获得标本的病理切片。此时，切片交于病理医生进行诊断,并由病理医生在其高清扫描图上标记出病变范围,便于临床医生进行沟通。

　　早癌标本的病理评估尤为重要,每一份早癌病理报告都应该包括肿瘤大体特征、组织学类型、浸润深度、脉管浸润和水平/垂直切缘等[1]几个方面。

参考文献

[1] 早期胃癌内镜下规范化切除的专家共识意见(2018,北京)[J].中华消化内镜杂志,2019,36(6):381-392.

（中国人民解放军总医院第一医学中心消化内科　张　楠）